生命の問い

いのち

生命倫理学と死生学の間で

大林雅之

東信堂

序章 「生命<ruby>いのち</ruby>の問い」とは何か
——「いのち」の何が問われているか

2008年4月に現在の職場に赴任して、新たに「死生学」を担当することになり、それまでやってきた「生命倫理学」と、「死生学」の関係について思いめぐらせている時に書いたのが以下のものである。

少し引用が長くなるが、ここに記させていただく。

米国生まれのバイオエシックスの議論が日本へ導入されてから、30有余年と言って良いであろうか。今日では、その訳語としての「生命倫理（学）」も、その訳語に由来する誤解も含めて、一定の広まりは見せていよう。導入当初は、遺伝子組換え実験などの倫理問題が語られ、その後は、脳死下臓器移植や体外受精などの先端医療技術をめぐる問題が論じられ、それらはまだまだ議論されていると同時に、具体的な行政レベルの対応としての法制化やガイドラインの制定もあったが、倫理が絡むとはいえ、実質的には法律や行政の専門家による、ますますテクニカルな精緻化が進んでいるようにも見える。このような議論の展開は欧米の公共政策に関わる議論の表面的な導入には欠かせないことであろうが、その一方での市民の Health Decision や患者の権利運動についてはどうであろうか。そのような市民レベルの運動が薬害エイズの問題などで一定の成果を得たとはいえ、しかしながら、バイオエシックスの議論が日本社会の一般において今ひとつ定着していないという印象を持てないのは筆者ばかりではなく、長年、生命倫理や医療倫理の学会に参加されている人たちの言動からも少なからず窺える。そのような印象によって来たる要因はどこにあるのであろうか。それを知る手がかりとなるのが、昨今の「死生学」の台頭にあると筆者はみている。

　「死生学」が本格的に大学でのカリキュラムに登場したのは、本誌上では言うまでもなく、東洋英和女学院大学がその先鞭をつけたことはよく知られたことである。このことは、従来の「サナトロジー」をめぐる議論に見られた、死についての理念的、思想的議論を乗り越えて、医療におけるターミナルケアやホスピスの提起した問題に実践的に取り組まなければならなくなった時代的背景が大きく影響していよう。それゆえに、そのような文脈での「死生学」の台頭は、市民レベルでの「生と死を考える会」などの展開や、日本生命倫理学会とは別に、日本臨床死生学会や「死の臨床研究会」の設立が見られたこととも呼応していよう。そこには、バイオエシックスの議論が、患者の権利運動や倫理委員会の制度的な議論、そして脳死論議にみる技術的な「死の判定」問題に終始するような様子に飽き足らない人々にとって、より切実になった、医療における「自己の死」のあり様を考えることに向かわせたといえよう。それは、前述の死生学の台頭の背景に十分に見てとれよう。

　しかし、ここで筆者が述べたいことは、そのような死生学の台頭が、実は、医療をめぐる問題を、死生観の問題に閉じ込め、医療の社会的問題への論点を希薄化し、言うなれば、新しい医療倫理としての意味も持った生命倫理学の矮小化をもたらしているのではないかということである。そして、そのような矮小化が可能であるようにも見られるのは、何よりも、医療とは「科学としての医学」の臨床的応用としているからであり、医療が実は、我々の生活という文化そのものに属することであることを日本における医療の実態、すなわち、明治以来、西洋近代医学、今日では生物医学(Biomedicine)をのみ正当医療としたにも関わらず、そこにも依然として影響力を持っている、伝統的な漢方医学や民間療法にも関心を示す、市民レベルの社会に根づいている実態を見ていないからではないだろうか。そのように考えれば、米国のバイオエシックスの議論を日本に当てはめようとしても、そのバイオエシックスの議論は、アメリカの文化を、そして、生物医学を前提としているという限界を持っているこ

とを見る必要もあろう。日本では生命倫理学に関連する諸学会での研究発表は相変わらず、欧米での議論の紹介が幅を利かせている。

　以上のような思いを筆者は最近ますます強く感じている。それゆえに、日本における生命倫理学も、そして死生学も大きな正念場を迎えているのではないかということを訴えたいのである。(『人間科学研究会　生と死』、第12・13合併号、pp.2-3、2011年)

　本書は、以上のような問題意識を持ちながら、この10年ほどの間の筆者の論文を集めて編んだものである。これまでに、このような論文集を3編出版している身にとっては、相変わらずの右往左往の書き散らしの論文(集)のように思われるかも知れないが、上記の問題意識を反映したものと考えている。

　以下、掲載論文の概要を簡単に紹介しておく。後に各論文を読むための参考にしていただきたいと考えている。

　本書では、掲載論文を3部に分けて整理し、各部においては、概ね執筆した年代順に並べてある。

　まず第1部は、生命倫理学(バイオエシックス)の捉え方と、その日本への導入時前後の展開を論じている。生命倫理学は、米国では1960年代の生命科学・医学研究の進展を受けて主に展開されてきた議論を1970年代以降に「バイオエシックス」の名の下に発展させられたものと考えられる。その概要(つまり、筆者の捉え方)を第1章では示して入門的理解を促している。第2章では、筆者に対する、日本へのバイオエシックスの導入に関するインタビューをもとにしたもので、日本におけるバイオエシックスの導入と展開、そして、課題を提起している。

　第2部は、筆者のここ10年ほどの主要な研究テーマである再生医療技術の進展における、特にES細胞とiPS細胞をめぐる倫理問題を扱った論文をまとめている。特に、「全能性(Totipotency)」という細胞の個体形成能を再生医療をめぐる倫理問題を考える上での根源的な倫理基準とみ

なして、それがそのように倫理問題を構成しているのか、また欧米と日本での「全能性」に対する対応がどのように異なっているのか、などについて論じている。「全能性」は欧米では宗教的背景を持って論じられていることと、日本での対応に異なる様相を示していることは、生命倫理学をめぐる欧米と日本での議論の相違を考えるには、優れて適した具体例であるとも思われる。ここでは、日本社会にとって「生命倫理学」とは一体何であるのかを今更ながらに見直してみることの必要性が如実に示されることになる。

第3部は、第1部と第2部とは異なり、一見さまざまなテーマで論じた論文を並べてあるように見えるかもしれないが、日本における生命倫理学に関わる議論に触れていくと、生命倫理学の議論は欧米の議論の単なる導入、紹介、応用ではとても日本社会での問題解決にはほど遠いことを理解せざるを得なくなることを、ここでの論文は示している。この意味では、序章の前半で述べた問題意識を具体的に論じたもので、生命科学の研究や医療のあり方そのものを日本の文化的背景の中で改めて論じる必要性を切実に感じている筆者の、「日本の生命倫理学」への危機感も反映したものであるといえる。つまり、繰り返すことになるが、「生命倫理学」と「死生学」に関わる筆者の、その両者の間における葛藤の軌跡でもある。

以上、いささか大袈裟な序章になってしまったようでもあるが、先に読み進めて行かれる方への簡単な案内を述べさせていただいた。

しかしながら、各論文はそれぞれ独立に書かれたものであるので、興味を持っていただいた章から読んでいただければ結構である。いくつかの章を読んでいただいて、先に述べた問題意識を感じていただければ本書の目的は達成されたことになろう。それを筆者として切望している次第である。

なお、各章はもとの論文の論旨には変わりはないが、論文間の整合性を考慮し、また内容の重複を避けるために、若干の修正を施しているこ

とはお断りしておく。また、各論文の発表時と、内容において言及した事柄がその後に変わったこともあるが、それについては、発表時の趣旨を理解していただきたいためにそのままにしてある。各章の最後と巻末の初出一覧に発表年を付してあるので、それに留意して読んでいただければ幸いである。

　2017 年 9 月

大林雅之

目次／生命の問い─生命倫理学と死生学の間で─

序章 「生命の問い」とは何か ──「いのち」の何が問われているか ········· i

第1部　日本の生命倫理学の展開と課題　　　3

第1章　生命倫理（バイオエシックス）とは何か ································· 4

1 はじめに
　──「医療倫理」から「生命倫理（バイオエシックス）」へ······ 4
2 「バイオエシックス（Bioethics）」と「生命倫理」 ············ 4
3 生命倫理（バイオエシックス）の定義 ······················· 5
4 生命倫理における倫理 ····································· 6
(1) 伝統的倫理学　7
(2) 倫理学の多様化　9
5 生命倫理学の展開 ── 米国における議論 ··············· 12
(1) 生命科学・医学研究をめぐる倫理問題 ── 研究か人権か　12
(2) 医療をめぐる倫理問題
　　──「パターナリズム」から「自己決定」へ　14
6 生命倫理の導入 ── 日本における議論 ················· 14
7 「生命倫理」から「医療福祉の倫理」へ ················· 16
8 生命倫理の課題 ··· 17

第2章　日本のバイオエシックス導入と展開、覚書 ········18

1 バイオエシックスとの出会いと歴史的考察の位置········18
(1) バイオエシックスとの出会い　18
(2) バイオエシックスを歴史的にみるということ　19
2 日本におけるバイオエシックス展開の多様な動因········20

(1) 1970年代の生命科学・分子生物学の動向　20

(2) 1975年、ヘルシンキ宣言東京修正　20

(3) ライフサイエンス論　21

(4) 上智大学生命科学研究所　22

(5) 研究倫理審査委員会　23

(6) 岡村昭彦と木村利人、運動としてのバイオエシックス　23

(7) 脳死・臓器移植と札幌医科大学　24

(8) 北里大学医学原論研究部門　25

(9) 研究会・学会の設立　26

3　日本のバイオエシックスの現状と課題　……………　27

(1) ガイドラインの時代と生命倫理のテクノクラート化　27

(2) 現状の混乱と日本における生命倫理論議　28

第2部　再生医療研究における「生命」の意味　　　33

第3章　先端医療技術の倫理問題は技術的に解決できるのか —— 再生医療をめぐって …………………　34

1　はじめに　………………………………………………　34

2　生命操作技術・先端医療技術の倫理問題への
対応の変遷………………………………………………　34

3　「ヒトES細胞」の出現と倫理問題　…………………　36

4　ES細胞の倫理問題を回避する技術の出現　…………　38

5　iPS細胞はES細胞の倫理問題を乗り越えているか　……　40

6　まとめ　…………………………………………………　41

第4章　再生医療技術への宗教の関わり —— ES細胞・iPS細胞研究における「全能性」をめぐって ………43

1　はじめに　………………………………………………　43

2　ES細胞研究の倫理問題　………………………………　44

　　　(1) ES 細胞研究における倫理問題とその回避　44

　　　(2) ES 細胞研究の倫理問題の前提にあるもの　46

　3　iPS 細胞研究の倫理問題と「全能性」………………　46

　4　「全能性」概念の意味と倫理基準としての役割　……　48

　5　倫理基準としての「全能性」概念と宗教的な生命

　　　の意味づけ　…………………………………………　50

　6　まとめ　………………………………………………　55

第 5 章　先端医療技術における「回復」の意味
　　　── 再生医療と「全能性」をめぐって　・・・・・・・・・・・・・・・・・・・・57

　1　はじめに ── 医療における「回復」と「再生」………　57

　2　再生医療における「回復」と「再生」　………………　59

　3　再生医療における倫理問題　…………………………　60

　　　(1) ES 細胞の倫理問題　61

　　　(2) ES 細胞を胚から作成する倫理問題の回避　62

　4　細胞の「全能性」と「回復」　…………………………　63

　5　まとめ ──「再生医療」において「回復」は可能か………　64

第 6 章　「全能性」倫理基準の定義をめぐって
　　　── 再生医療とくに iPS 細胞研究の場合　……………………　66

　1　「全能性」とは何か　…………………………………　68

　　　(1)「全能性」概念の歴史　68

　　　(2) 再生医療研究における「全能性」の生物学的意味　69

　2　欧米における「全能性」を倫理基準とする議論　……　71

　3　日本における「全能性」への問題意識の希薄性　……　73

　　　(1) 再生医療法および実験指針等における言及　73

　　　(2) 幹細胞研究者による言及　76

　4　まとめ　………………………………………………　79

第3部　生命倫理学と死生学の接点　　　　　　83

第7章　生死のかたち ──「日本人の死生観」と生命倫理 ………… 84

1　はじめに ──「死生観」とは何か ……………………… 84

2　「死生観」を「かたち」で知る　……………………… 84

3　「死生観」と「生命倫理」…………………………… 86

4　「生命倫理」における「死」と先端医療技術をめぐって… 86

  (1) 延命治療　86

  (2) 安楽死／尊厳死　87

  (3) 脳死　89

  (4) 臓器移植の「改正」をめぐって　90

  (5) 出生前診断をめぐって　91

  (6) 生殖補助医療をめぐって　92

  (7) ヒトクローン胚の「作成」をめぐって　93

  (8) ES 細胞をめぐって　93

5　先端医療技術をめぐる「医療文化」の意味
  ── 文化的文脈において浮かび上がる「生命の暗黙への決断」… 95

6　「日本的」な「死生観」への視点
  ──「かたち」としての「死」…………………………… 97

7　まとめ ──「生命倫理」のかたちを求めて　………… 99

第8章　医療を求める旅の倫理
  ── メディカル・ツーリズムとタランスプラント・ツーリズムの
    間にあるもの ………………………………………… 101

1　はじめに　…………………………………… 101

2　メディカル・ツーリズムと臓器移植　………… 102

3　イスタンブール宣言における「倫理」の意味　……… 105

　　4　メディカル・ツーリズムにおける渡航移植の可能性 … 107

　　5　まとめ ……………………………………………… 108

補遺　臓器移植法改正と死生観 ……………………………110

第9章　PEG施行における「患者の事前指示」と
　　　　「家族の希望」── 生命倫理学の立場から ……………114

　　1　はじめに　114

　　2　「生命倫理学の立場」とは何か　114

　　3　倫理問題とは何か　115

　　4　事例と、その倫理問題の所在　116

　　5　まとめ　121

第10章　日本のカルチュラル・バイオエシックス
　　　　　の可能性 ……………………………………122

　　1　はじめに ……………………………………………… 122

　　2　カルチュラル・バイオエシックスとは何か ……… 123

　　3　カルチュラル・バイオエシックスの視点 ── 米国の
　　　　「バイオエシックス」の相対化と欧米と日本の議論の相違 … 124

　　　　(1) 文化的文脈とバイオエシックス　124

　　　　(2) 日米のバイオエシックスにおける議論の相違　125

　　4　カルチュラル・バイオエシックスの展開としての
　　　　小説・映画をめぐるバイオエシックスの議論 …… 126

　　5　日本の小説・映画への視点 ……………………… 128

　　　　(1) 生命倫理学の問題を扱う　128

　　　　(2) 西洋ヒューマニズムとは異なる問題　130

　　　　(3) 死のあり様を論じる死・生への意味づけの否定　131

　　　　(4) 現実の肯定 ── QOLという評価への否定　133

　　　　(5) 判断の回避という決断　135

　　6　まとめ ── Cultural Bioethics とは何か 再び …………137

第 11 章 「小さな死」によせて ……………………… 141

　1　はじめに ……………………………………… 141

　2　どうして「小さな死」が注目されるのか？ ………… 142

　3　「小さな死」という言葉について ………………… 143

　4　「小さな死」の意味 …………………………… 145

　　(1) 小さな死 ①　145

　　(2) 小さな死 ②　146

　　(3) 小さな死 ③　146

　5　「小さな死」と「私」 …………………………… 148

　6　「小さな死」と＜新しい「私」＞ …………………………150

　7　まとめ ── 「小さな死」の可能性 ………………… 151

おわりに………………………………………………… 154

初出一覧 ……………………………………………… 155

　事項索引 …………………………………………… 156

　人名索引 …………………………………………… 160

生命の問い
—— 生命倫理学と死生学の間で ——

第1部

日本の生命倫理学の展開と課題

第1章　生命倫理とは何か

> バイオエシックス

1　はじめに ──「医療倫理」から「生命倫理（バイオエシックス）」へ

1960年代のアメリカで「医療倫理」に大きな変革が起こった。アメリカの社会は、国外ではベトナム戦争の泥沼化への道をたどり、国内では公民権運動、消費者運動などの市民運動が興隆し、そのような社会変革の波は医療にも及んでいた。

従来、医療における倫理問題とは何よりも医療従事者、その代表である医師が持ち得た問題であり、その解決は医師の個人的な信念や使命感によってなされるもの、つまり、パターナリズム（家父長的温情主義）を基調としたものであった。そのような「医療倫理」が上記のような社会的背景の中で変革を迫られ、その結果、登場してきたのがバイオエシックス（生命倫理）であった。

2　「バイオエシックス（Bioethics）」と「生命倫理」

「生命」を意味する「バイオ（bio）」と、「倫理」を意味する「エシックス（ethics）」を結びつけた「バイオエシックス」の言葉が初めて使われたのは1970年代初めの米国においてである。この語をつくったとされるのは、がん研究者のポッター（Potter, V.R.）である。彼は、その著『バイオエシックス─未来への架け橋─』（1971）において、有限な地球で人類がいかに生き延びるかを問題とした。それに対応するために、彼は「生存の科学（the Science of Survival）」としての「バイオエシックス」を提唱した。

この意味では、現在用いられている「環境倫理（学）」に通じる問題意識

を持っていた。その「バイオエシックス」は、しかし、ポッターの使った意味で広まったのではなく、一般に知られるようになったのは、1960年代以降に、米国において噴出した、生命科学や医療をめぐる倫理問題の議論に「バイオエシックス」の語が用いられるようになってからである。特に、1978年に出版された記念碑的著作である『生命倫理百科事典(*Encyclopedia of Bioethics*)』によって、新しい学問分野として世に知られるようになった。

　「バイオエシックス」は日本語では「生命倫理」と訳されて使われるようになった。しかしながら、日本語の「倫理」は「人間として歩むべき正しい道」という道徳を示すものとされることから、「生命倫理」の語は、「生命倫理が求められる」とか「生命倫理が確立されなければならない」というように用いられている。それゆえに、「生命倫理」は、「脳死下臓器移植」や「生殖補助技術」などの先端医療技術をめぐる倫理問題に対して、「正当化の根拠」を示すもののように受け取られかねない言葉になってしまっている。しかし、ここではまず、今日一般に「生命倫理」の議論がどのように成立し、展開してきたかをみておこう。

3 生命倫理(バイオエシックス)の定義

　最初に「バイオエシックス(Bioethics)」はどのように定義されてきたかをみてみよう。もっとも基本的な定義は、前述の『生命倫理百科事典』(初版1978年)において示された。すなわち、「生命科学や医療における人間の行為を倫理的価値や原則に照らして考える体系的な研究」であるとしている。それまでは生命科学や医療などは、基本的には探求された真理や事実の成果に基づいた人間の行為であり、そこには善悪の価値判断はほとんど存在しないと考えられてきたのであり、あくまでも、客観的な事実に基づいて行われる、価値判断とは別の事実の世界と捉えられてきた。それに対して、生命科学や医学にも倫理的判断を持ち込んだという

点でこの定義には新しさがあった。

　同書の1995年の第2版では、次のように、さらにその概念が拡大された。すなわち、「学際研究において、さまざまな倫理学的方法論を導入して行う、生命科学と医療についての倫理的な洞察・判断・行為・政策を含む倫理的次元に関する体系的研究」と定義され、現代社会の中での生命科学と医療をめぐる広範な問題を扱うものとされている。第3版が2004年に出版されたが、バイオエシックスの定義は第2版のものを踏襲している。

　上記のような第1版と第2版における定義の変化の背景としては、1970年代の後半から、臓器移植や体外受精などの先端医療に対して、社会がどのようにコントロールするかという生命倫理の問題が大きく浮上してきたことが挙げられる。それは単なる個人の倫理の問題ではなく、社会的倫理であり、また公共政策など社会全体の問題であるとの認識も深まってきた。つまり、問題を考える次元が広がってきたといえる。そこで定義もさらに拡大し、国家的な政策はもちろん、個々の病院などに、より具体的に倫理的な対応を求める方向になってきている。

　さらに従来の定義では、倫理的価値や原則を前提にして判断することが重視されていたが、現在は、研究方法も多様化し、ナラティブ倫理学、フェミニズム倫理学などからのアプローチが議論されている。こうした新しい理論的展開に沿って、学際的なアプローチが進められており、広大な生命倫理学の領域が広がっている。

　次に、生命倫理の議論における倫理学とのかかわりについて少しみておこう。

4　生命倫理における倫理

　まず、生命倫理、すなわちバイオエシックスにおける倫理(Ethics)ということを考えてみる。

　Ethics は日本語では、「倫理学」ないし「倫理」と訳されるが、欧米の倫理学とはどのようなものであろうか。

（1）伝統的倫理学

　欧米の伝統的な倫理学の議論の対象には主に次の 2 つが取り上げられる。すなわち、善悪を判断するための「基準」と「評価」である。基準が議論されなければわれわれは判断できないし、その判断を求められているものに対して、いかにその基準を当てはめ評価するかも議論を必要とするのである。この意味において、「基準」と「評価」をめぐって議論することが倫理学の仕事である。

　まず、そもそも倫理学的な判断を求められているものとは何であろうか。われわれの個人的な思い、考えもそのような判断を求められようが、われわれの課題である医療や福祉場面では何が判断を求められているのであろうか。実際に、最終的に善し悪しの判断を下さなければならないのは、患者や福祉施設の利用者に対してなされることであり、その「行為」ということになるであろう。患者や医療や福祉の従事者や家族の思いや動機は、最終的になされる行為への過程において重要な役割を持つことは間違いないが、われわれの人間関係、そして社会的な利害は行為によって生じてくると考えられるからである。

　では、その行為がどのような基準によって評価されるのであろうか。「基準」といえば、法律やルールという「規則」を思い浮かべるが、われわれが問題にしなければならない医療や福祉に関わる問題についての「規則」とはどのようなものであろうか。

①「規則」を基準にする倫理学

　基準としてまず思い浮かぶのは、明文化された法律や規則、掟などであろう。もちろんこれらは、基準というよりも、行為の規範を示しているのが一般的といえよう。すなわち、「こうこうすべきである」や「こういうことはしていけない」などを示している。われわれは、それらを具

体的な行為について当てはめ、そのように行為すれば「善」、行為しなければ「悪」として、社会的に罰せられたり、仲間内で批判されたりするのである。このような倫理学が義務論といわれてきたものであり、カントに代表されるものである。

② 「行為」によってもたらされたものを基準にする倫理学

　倫理的判断の基準を「規則」とすることは比較的理解しやすいかもしれないが、実際のわれわれの社会の中では、あらかじめ規則を立てておくことができず、なされた行為、あるいは、なされようとする行為の結果を問題にすることは多々ある。それは、生命科学や医学の研究成果を実際に現実の世界や生活に応用する時にしばしば起こる問題である。医療や福祉における倫理問題はそのような場面で起こることが多いのであり、生命倫理の問題はまさに前代未聞の生命操作技術などが出現して思いもよらぬ事態をめぐって起こるものでもある。

　その意味で、生命倫理における倫理的判断の基準はあらかじめつくっておくことができないこともある。そのような場合には何を基準にするのであろうか。そこで考えられたのが、「行為によってもたらされるもの」ともいえるものである。

　すなわち、「起こってしまった」または「起こり得る可能性がある」行為によってもたらされる結果や状況の変化によって、その「行為」の善悪を判断しようとするものである。しかしながら、そこでも新たな問題が生じることがすぐ分かる。すなわち、その「行為」の結果ないし予測される結果や状況の変化そのものには「善悪の基準」が示されていないのであり、あることが起こった、あるいは起こるであろうという「事実」の指摘であるにとどまるからである。

　そこで、ここにおいて「唯一の規則」をおかなければならないことになり、その代表の一つが「最大多数の最大幸福」ということである。このような倫理学の考え方は「功利主義」と呼ばれるものであり、生命倫理学において重要な倫理学理論の 1 つになっている。ここで論じた功利主義は、

特に「行為功利主義」といわれるものであるが、功利主義に中には「規則功利主義」といわれる立場もある。これは、規則がどのような行為を引き起こすかによって、規則の有用性に重点をおくものである。

　このような功利主義は、目的論の倫理学ともいわれ、ベンサム、ミルに代表されるものである。

(2) 倫理学の多様化

　従来の倫理学については前述したように、原理・原則を重視する義務論があり、また、目的論に代表されるような功利主義があり、ともに、医療と福祉の倫理については主要なものと考えられる。生命倫理学における倫理原則として代表的なものとして、「自己決定」、「善行(恩恵)」、「公正(社会的正義)」、「無害」があげられる。これらの 4 原則について、ここで簡単に解説しておく。

●自己決定(Autonomy)

　生命倫理学において、倫理原則としての 1 つとして、また、患者の権利の最も重要なものとして、「自己決定」が議論されてきた。従来の医療倫理では、医療者、特に医師のパターナリズムが基本にあり、「父親」である医師が、「子ども」である患者に、温情を持つとともに専門家としての権威を持って対応することが求められてきたが、生命倫理学では患者中心の医療が強調され、治療は患者の自己決定によることが求められてきた。

　このような変化の背景には、生殖や延命の技術が発展し医療における選択肢が広がったこと、少数者の人権運動が患者の権利意識を助長したこと、そして、人々の価値観が多様化してきたことなどがあげられる。また 1960 年代に米国では医療費を押さえることが国家的課題になり、公的保険制度が老人や貧困層に限られていることもあり、患者に医療の決定権を持たせることにより医療費を軽減していこうという政策も働いていた。

●善行 (Beneficence)

「善行」は、「恩恵」の語が使われることもあるが、「善行」の方が現実的な意味を持っているように思われる。なぜなら、この原則は、第一に、医療者が患者の最善な利益を求めて行為することを要求しているからである。元来、医療は、医療者が患者の病的状態を改善する医療者の行為とされてきた。そこには、医療者が、患者が求めることよりも医療者が患者にとって最善と考えられることを優先してきたのである。そのような態度は、今日では、しばしばパターーナリズムとして批判されるに至っているが、それが、これまでの医療を支えてきたといってもよいであろう。そのことこそ実は、生命倫理学においてもっとも変革が求められたことなのであった。そのことを踏まえて、「善行」が1つの原則として取り上げられていることの意義を考える必要がある。

●公正 (Justice)

「公正」の意味は、さまざまに解釈されるが生命倫理学においては次のようなものである。まず、「社会的正義」と捉える場合であり、それは、社会に対して「善」をもたらすかどうかが問題になる。この場合は、社会を個人に優先することにもなる。次に、生命倫理において、この原則がもっとも具体的に議論されるのは、社会において、より大きな利益がもたらされるための「医療資源の適切な配分」ということである。いずれにしても、公正は、個人を超えて、社会に善がもたらされるかどうか、社会的な善は何かということに、公正の根幹が関わっているのである。

●無害 (Nonmaleficence)

「無害」は、実は、「ヒポクラテスの誓い」にも登場する原則である。この意味では、医師の行動指針としての無害は生命倫理学の成立以前にも存在していた。ラテン語の格言には、「まず、害をなすな」を意味する「プリマムノンノケーレ」がある。これは、前述の「医療者に善を行うこと」を要求する、「善行」の原則を補完するものであるとも考えられる。

「無害」の原則のもっとも簡単な言い方は「害を与えない」ということで

あり、患者を死なせない、殺さないこと、痛みを起こさせないことを意味するのである。

　以上のような 4 原則が生命倫理学の成立期に大いにもてはやされたのであるが、しかしながら、このような原則主義に対する批判も起こってきた。新しい倫理学として、ナラティブ倫理学 (narrative ethics)、フェミニズム倫理学 (feminism ethics) が注目されており、そして、特に新しいとはいえないが、事例を中心にして議論する立場からの決疑論 (casuistry) の「復活」や、また、医師などの専門職の倫理に関連して徳倫理学も議論されている。さらに、「ケアの倫理」と呼ばれる、医療・福祉の倫理学として新たに特徴を持つ倫理学の展開もみられている。このような状況において、倫理学からの対応もさまざまな理論の可能性が追求されており、前述した『生命倫理百科事典』における生命倫理学の定義の変化にも繁栄し、学際的なアプローチがますます強調されてきている。

　以下に、これら新しい潮流にある倫理学の特徴について簡単に解説しておく。

　ナラティブ倫理学とは、倫理の原理や原則によって問題を議論していくのではなく、問題を抱えた当事者が、いかに「その問題」を「語る」かに注目して、問題の内容を理解し、その対応を求めていくものであり、問題を一般化するよりも個別的に扱う傾向にある。

　フェミニズム倫理学とは、従来の倫理学が原則主義にもみられるように有力な一般的な原理・原則によって個別の問題を処理していくのに対して、個別の問題の中に、そのような演繹的な論理を優先した議論では、見過ごされていた問題を重視する立場である。これまでの倫理学での議論では正面から取り上げられなかった、「女性」、「弱者」など弱い立場の人間の視点を強調し、「権力」や「感性」といった概念も重要な要素とみなされる。

　決疑論は、前述のナラティブ倫理学と関連しても議論されるものであるが、もともと中世のキリスト教神学を背景に生まれたもので、具体的

な個々の場面での行為の正当性を議論するものであった。このような意味において、決疑論はとるに足らぬ問題を屁理屈で議論することの代名詞のように使われていたこともある。しかし、生命倫理学の議論が進むにつれ、一般的な倫理の原利や原則を立てても個々の出来事への対応には限界があることが明らかになり、個々の事例の議論を積み重ねて、個々の事例の類似や相違を手がかりに新しい事態への倫理的対応を求める決疑論が見直されることになった。

　徳倫理学とは、医師や看護師、介護福祉士などの医療・福祉の専門職が倫理問題へ対処するための「徳」または「美徳」を強調するものである。一見、パターナリズムの復権の議論のようであるが、ここでは、患者の人権や権利を尊重し、なお、倫理原則の「善行」や「無害」に配慮する人間性や倫理的感性、つまり「正義」や「仁徳」が強調されることになる。

　「ケアの倫理」とは、「治療」、すなわち「キュア (cure) 」に対して、「看護」や「介護」といった「ケア」についての倫理一般を議論するものではなく、独自の倫理学としての議論を展開しているものをここでは指している。そこでは、個別性や関係性、また感情といったものが事態のコンテキストにおいて議論されるのである。

　以上のような、新しい倫理学の未来に向けては、従来の生命観や人間観を超える、生命の価値や人間の価値をめぐる議論も多様化してくると思われる。新しい価値の創出に対しても柔軟かつ慎重に対処することが求められている。

5 生命倫理学の展開——米国における議論

(1) 生命科学・医学研究をめぐる倫理問題 —— 研究か人権か

　生命倫理学の議論は、ポッターの提唱した「生存の科学」としての意味からは離れて、まず、1970 年代には、遺伝子研究や人体実験などの生命科学・医学研究をめぐる倫理問題が論じられた。さらに、それらの

問題意識が日常的な医療における「患者の権利」の確立という形で発展し、従来の医療従事者の倫理を論じる「医療倫理」に対して、新しい医療倫理としての生命倫理学が成立していったのである。

　このような経過の中で、医療従事者中心から患者中心へと 180 度転換し、医療従事者中心の医療の中で見失われていた「人間としての患者」への視点が回復されることが大きな特徴であった。しかし、そのような展開が「成功」していった 1980 年代から 1990 年代の前半の時代が過ぎ、1990 年代の後半になると、それまでにも議論はされていた「クローン人間」の問題が現実化され始め、また再生医学やヒトゲノム計画や再生医療の研究が進展して、これまでの「人間性の回復」という課題から、人間存在の根幹に触れる生命観・人間観の問題へと議論のあり方が大きく変わろうとしている。

　生命倫理学の展開は具体的に以下のようであった。

　1973 年に開発された遺伝子組換え実験技術に対し、科学者による研究の自己規制や社会的責任、また一般市民からの研究への批判が論じられた。これらは、実験指針 (Guidelines) や、遺伝子組換え実験計画を事前に審査する機関内生物安全委員会などの新しい研究制度を生んだ。遺伝子組換え体の野外放出実験の安全性や、動物実験に対する倫理的配慮 (実験動物に過度な苦痛を与えないなど) 等も議論された。

　また、第二次世界大戦中のナチスの医師たちによる人体実験や、戦後の生物医学の発展において行われた人体実験について、研究倫理のあり方が検討され、ニュルンベルク綱領や世界医師会のヘルシンキ宣言などの研究倫理の指針が生まれた。そこでは、被験者へのインフォームド・コンセントの重要性と研究計画の事前審査をする機関内研究審査委員会 (いわゆる倫理委員会) の制度が確立されてきた。

(2) 医療をめぐる倫理問題 ——「パターナリズム」から「自己決定」へ

　1960 年代から 1970 年代にかけて、新しい医療技術による倫理問題が提起された。腎透析機械の使用順位決定、脳死状態からの心臓移植、体外受精などの問題や、人工妊娠中絶の合法化、尊厳死など、従来の医療倫理や生命観では対処できない問題が続発し、さらに当時の公民権運動、女性解放運動、消費者運動などの人権運動が医療にも及び、「患者の権利」の確立が求められてきた。ここでは特に、従来「生命」を絶対的な価値とする「生命の尊厳 (Sanctity of Life) 」の概念が見直され、「生命の質 (Quality of Life) 」が論じられ、「生命」の価値が相対化されてきた。また、問題解決のための倫理原則として、「自己決定」「恩恵」「公正」「無害」などが取り上げられている。これらの議論は医療における制度にも反映し、インフォームド・コンセント (医師が十分に説明した上での患者・被験者の自主的な同意・選択・拒否) や、先端医療技術の導入や日常医療の倫理問題を検討する病院倫理委員会の議論が実践されるようになった。また、医療費や医療保険制度に関連した倫理問題が議論されている。たとえば、米国では高齢者を対象とする公的保険であるメディケアに、診断された病名によって償還の額を決定することが導入され、医療の質の低下が議論された。

6 生命倫理の導入——日本における議論

　日本において「バイオエシックス」の語が初めて現れたのは、前述したポッターの著書の訳本が出版された 1974 年である。当時の日本においては、分子生物学の発展にみられる生命現象の物理・化学的解明の進歩がもたらした「生命とは何か」の新しい問題を捉えなおそうする「ライフサイエンス」の議論が盛んであり、その中でポッターの「バイオエシックス」も迎えられた。その後、遺伝子組換え実験の規制問題が米国で話題になると日本でも生物学者を中心にして、いわゆる「バイオテクノロ

ジー」の倫理問題としてバイオエシックスが語られるようになった。生命操作を可能にする生命科学のもたらした倫理問題を中心に議論され、「生命倫理」の訳語も用いられるようになった。

　1980年代になると米国での臓器移植の活発化に刺激された移植医たちが臓器移植推進の議論を始め、また体外受精など生殖技術の発展による問題も含め、先端医療技術の社会的受容が問題にされ始めた。この後、日本では、生命倫理の議論は、脳死を「人の死」と認めるかの問題を中心にして「医の倫理」なる語も登場し、議論が続けられた。

　1997年に、本人の事前の提供意思を前提とした「脳死状態からの臓器摘出」を認めた「臓器移植法」が成立したが、その実施には、法施行後1年4ヶ月の歳月がかかった。法施行後今日までに、50余例が行われた（2007年11月現在）のみである。また、同法に規定されていた「3年後の法改正」という問題が、現在、本人の意思を前提としないでも摘出できる方向へと議論もなされており、15歳未満の臓器提供者の議論が、成人までに拡大され、同法成立時の本人意思の尊重という理念が失われようとしている。

　また、生殖補助医療技術については、人工授精が1949年より日本ではAID（第三者の精子提供による人工授精）で行われていたが、体外受精については、日本産科婦人科学会が会告で「夫婦間」に限るとしていた。しかし、妹の卵子を使用した体外受精などの実施例が発覚し、政府も生殖補助医療技術の実施の混乱を回避するためにも法制化を検討し始めた。2000年12月に厚生省の委員会より、3年後の法制化をもくろむ報告書が発表されたが、法制化の議論は進んでおらず、日本産科婦人科学会が会告で禁じている「代理出産（借り腹）」が実施されていたがわかるなど、現在も混乱状態にあるというのが実際である。

　このような経緯の中で、日本における医療倫理をめぐっては、これまで、医療の実践については医師資格を一度与えられれば後は医師の裁量権が最大限に認められてしまうことなど、医療専門職能集団における医

療倫理のあり方の問題が浮かび上がった。このことは、「医は仁術」とする見方を背景とする「医師・医療不信」の議論と重なり、欧米のような法制化やガイドライン、また国家的な生命倫理の議論をきちんと経ないでその場しのぎで来てしまったこととも深く関わっていよう。

　その一方で、クローンやES細胞(胚性幹細胞)をめぐる倫理問題など、国際的に議論されていることに対応せざるを得ない状況に対して、「クローン規制法」は取り急ぎ成立させたが、これらの問題に対する社会的な対応が十分になされているとはいいがたい実態がある。

7 「生命倫理」から「医療福祉の倫理」へ

　前述のように生命倫理の議論は日本ではなかなか現実の医療を変えるものとなりえなかった。もちろん、多くの大学医学部では倫理委員会が作られ、インフォームド・コンセントという言葉も広まったが、それらの実質的意味が根付いているかとなると甚だ心もとない状況は変わっていない。しかしながら、生命倫理の議論が提起した問題や視点は、単に生命科学研究や医療の場面にとどまることなく、隣接する分野にも関わりを広げている。たとえば、障害者への医療と福祉の連携における取り組み、そして、高齢社会へと至った現実における問題にも関わっている。特に、日本では介護保険制度ができ国民皆保険制度も含め、制度的には米国よりも先行している面もある一方で、福祉領域も含めた生命倫理からの議論はまだ始まったばかりである。

　日本における医療と福祉に関連する倫理問題への対応に目を向けていくことがますます重要である。特に従来、弱者への救済の名の下に、医療よりもパターナリズムが深く浸透していたとも言える福祉領域における倫理問題を生命倫理の視点から新しく捉え直していかなければならないことが求められていよう。

8 生命倫理の課題

　これまでの生命倫理の議論は、生命科学・医療の発展の中で見失われ
ていた患者の人間性を回復することが議論の中心であったようにみえる。
特に、患者・被験者の人権の尊重という視点から生命科学・医療が見直
されてきたのである。そのための成果として、日本ではいまだ不十分で
あるが、欧米では、それらの議論を進める国家的な体制が整えられ、ま
た法制化やガイドラインの制定も進められてきた。しかし、1990 年代
後半からの生命科学の新たな発展、すなわち、クローン技術、ES 細胞、
オーダーメイド医療、バーチャルリアリティーを利用した医療などをめ
ぐる議論は、科学技術の発展がわれわれ人間のあり方そのものを改変す
ることを目指してきてもいる。科学技術の発展は、人間の能力の強化(エ
ンハンスメント)ということと結びついてきた。そのことは、人間社会に
おける弱い立場にある者への福音となるとの議論もある一方で、どのよ
うに人間の能力を高めるかについては、人権の尊重という生命倫理の基
本的理念からも注意深くみていかねばならない。医療や福祉の場面にお
いては、生命倫理の議論は新たに大きな課題を投げかけられていること
を忘れてはならない。　　　　　　　　　　　　　　　　　(2008 年)

参考文献
木村利人(編集主幹)『バイオエシックス・ハンドブック―生命倫理を超えて―』(法
　　研、2003 年)。
大林雅之『生命の淵―バイオエシックスの歴史・哲学・課題―』(東信堂、2005 年)。
ドローレス・ドゥーリー、ジョーン・マッカーシー(坂川雅子訳)『看護倫理 3』(み
　　すず書房、2007 年)。
赤林　朗・大林雅之(編著)『ケースブック　医療倫理』(医学書院、2002 年)。

第2章　日本のバイオエシックス導入と展開、覚書

1 バイオエシックスとの出会いと歴史的考察の位置

（1）バイオエシックスとの出会い

　今日は、日本におけるバイオエシックス導入と展開について、何かきちんとした根拠、エビデンスがあるかというとなかなかちょっと難しいものもあるのですけれども、いろいろな聞いた話や経験したことをお話しさせていただきます。

　私が生命倫理に関わったのは、1985 年に産業医大に行ったことがきっかけでした。産業医大は、1970 年代の新設医大ができるもう最後の頃、1978 年にできました。そこに医学概論というのがありました。当初学長になる予定だった東大の医学部の教授の方が急に亡くなられた。そこで、武見太郎[1]などが入った産業医大の準備委員会では、急遽、慶應の土屋健三郎[2]を学長候補とした。その時は、ほとんどカリキュラムはでき上がっていて、土屋先生自体はあまり裁量の余地はなかった。だけど、自分のカラーを出したいということで、土屋先生が「哲学する医師」を目指した医学概論をやるということになり、20 何単位ですかね、1 年生から 6 年生までの莫大なカリキュラムを作ってしまった。東大の科学史・科学哲学と医科歯科大を出た伊藤幸郎先生が医学概論助教授で来ていた。だんだん学年進行して、僕が行ったのは 85 年でしたか、その時にもう 6 学年揃っていて大変なやりくり状態だった。医学概論、週 1 コマ、各学年全部やっているわけです。助手がほしいということで、僕が行くことになったわけです。医学概論は学長の科目ですから、土屋先生がいろいろと面倒をみてくれて、ケネディ倫理研究所へも 88 年ですから、3

年くらいで早く留学させてくれたのです。正味9ヶ月、ワン・アカデミック・イヤーということですね、行かせてくれた。僕は科学史で分子生物学の歴史をやっていたのですけど、遺伝子組換えとか、そういうことも生命倫理と関係ないということはないわけで、生命倫理に行ったわけです。

（2）バイオエシックスを歴史的にみるということ

　1992年に、ジョンセン[3]などがバイオエシックスが生まれてから30年を記念したシンポジウムを開きました。そのあたりから、バイオエシックスの歴史に注目が集まるようになりました。日本でも、土屋貴志さんの日本におけるバイオエシックス導入をめぐる議論[4]があります。それは非常に公平に書かれてあると思うのです。

　日本でも歴史的に評価する動きが出ていますが、その歴史的に検討するというのはどういう視点なのかというのは、ちょっと僕は気になるところです。バイオエシックスは、その歴史をみるにしてはまだ若い学問であるし、そういう歴史的な回顧をするというのは科学史的に本当に意味があるかどうか、歴史的な長さからいうと問題があるかなと思うのです。

　僕が1つ批判的にみているのは、科学史、特に社会学系統の人たちはバイオエシックスを一時の出来事というか、相対化してしまうというか、バイオエシックス自体を時代の中で相対化していく傾向があることです。特にアメリカン・バイオエシックスということで、時代の徒花的に捉えるような議論もあるのではないか。僕には、歴史的な対象とするというのはまだ時期が早いのではないかという気持ちもあるのです。けれども、いろいろな見方が出てくるのはいいと思うのですね。特に日本への導入というところをみていく時に、バイオエシックスの視点から、日本における出来事や事件に絡んだ独自の展開といいますか、日本におけるまさにバイオエシックスを見ていくことが、本来求められることではないか

なと思っています。それが、僕の基本的な歴史的な見方です。

2 日本におけるバイオエシックス展開の多様な動因

(1)1970 年代の生命科学・分子生物学の動向

　日本におけるバイオエシックスの導入を、欧米における導入とも重なるわけですけれども、1970 年代ということで見ていくと、当時の生命科学や分子生物学の動きということをもう少し取り上げる必要もあるのではないか。ポッターの訳書、『バイオエシックス—— 生存の科学』[5]だけではなく、原著が 1968 年に出て、翌年に翻訳がみすず書房から出されたテイラー (G. R. Taylor) の *The Biological Time-Bomb* [6] もよく読まれていた。最近、熊本大学の生命倫理論集で、加藤尚武先生はそういう分子生物学の動きに言及されている[7]けれども、ほとんど他の方はあまり触れていない。ただ、1970 年代当時、遺伝子組換えやアシロマ会議などの関連で、バイオエシックスという言葉は随分言及されていると思うのです。当時のあまり取り上げられない文献として、玉川大学出版部から出ていた中川米造先生の『医の倫理』[8] がある。その中で、Society of Health and Human Values というアメリカのメディカル・ヒューマニティーズの研究者の集まりとの関係でバイオエシックスに中川先生は言及されていた。この当時、訳が出ていたポッターだけではない見方でバイオエシックスに言及していたというのは、よく探せばあるのではないかと思うのです。

(2) 1975 年、ヘルシンキ宣言東京修正

　1970 年代の出来事といえば、1975 年に世界医師会の東京総会というのがあった。あの時に、ヘルシンキ宣言の大改定をやったわけです。1964 年のヘルシンキ宣言には、倫理委員会については言及されていなかった。1975 年の時に今の形が出てきた。それがどうしてなのかとい

うのが、僕は大きなテーマになるのではないかと思うのです。

　当時の日本医師会会長の武見太郎が、世界医師会の会長でもあった。日本医師会から出している『国民医療年鑑』(春秋社)のちょうど 1975 年版に、世界医師会大会の総括が書かれている。その中には、なぜヘルシンキ宣言が改定されたか、どういう議論があったか、あまり詳しくは書いていない。その当時の日本側としては、どういう受け止め方をしたかというのがやはり調べてみないとよくわからない。人体実験それから動物実験、そういうことに対してヘルシンキ宣言の改定があったということは触れているわけですけれども、どうしてそういうことを議論したかということについて書かれているものがあまりない。だから、そこのことは非常に重要なテーマになると思います。

(3) ライフサイエンス論

　そして 1970 年代に、三菱化成の生命科学研究所ができた。特にライフサイエンスということで当時は生物学と社会、先端的な医療技術、遺伝子組換えに関係することを米本昌平さんが中心にやって、中村桂子[9]さんが支えようとした。当時、日本医師会もそうですけど、ライフサイエンスという言い方で生命科学を総合科学とする捉え方が出ており、そういう中でバイオエシックス的な関心も生まれていたということは事実だと思うのです。日本医師会でもライフサイエンス分科会みたいなものを毎年やっていて、その記録は今も残っている。1970 年代初め、日本のライフサイエンス論には、モノーの『偶然と必然』かな、あの議論なんかが非常に影響を与えていた。総合科学としての生命科学において、倫理的な対応というよりも、そういう思想的な意味で人間の科学的な解明をどう位置づけるかという議論があったのではないか。

（4）上智大学生命科学研究所

　1978 年にできた上智大学の生物科学専攻の大学院と生命科学研究所の話ですけれども、今ではこれは有名な話になっているのですが、生命倫理という科目もできた。最初、僕が入ったときは 1981 年ですから、生命倫理という科目はもちろんあった。マタイス[10] さんとかマシア[11] さんという神父さんが教えていた。大学院では、*Encyclopedia of Bioethics* [12] の項目を訳したり、解説したりという授業をやっていた。直接つながる話ではないのですけど、一つ面白い話は、最初「生命科学専攻」としようとしたらしいのです。そうしたら、文部省は当時、「生命」という言葉を理系の大学院につけるのは認めなかったのです。今では生命理化学だとか、生命なんとかって大流行ですけど、当時は生命という言葉は文系の言葉だと、思想とか哲学の言葉だから実験系の大学には馴染まないからということで、「生物科学専攻」に変えられたという話は聞いた。当時としてはやはり生命というのは、それだけ特殊な意味合いをもってみられていた。だから、先に触れた土屋さんの論文で指摘しているように、青木清[13] 先生が「生命倫理」とつけたか、その辺はもう少し、本人によく聞いてみる必要があると思うのですけれど。

　1979 年に、ちょうど中国にエンゲルハート[14] をはじめとしたケネディ倫理研究所の代表団みたいなのが行ったらしいのです。その行きか帰りかに上智大学に寄って、その時に武見太郎との接触もあって、シンポジウムか何か、勉強会をやったのです。武見太郎は 1978 年の *Encyclopedia of Bioethics* に、平田篤胤のことなど、日本の医療倫理みたいなことを書いていた[15]。そういう縁もあって、ジョージタウン大学の人たちが来て、*Encyclopedia of Bioethics* を訳そうかという話がその時あったらしいのです。出版社ももう決まっていた。もしそれを上智大学が本気になってやっていたら、もう少し状況が変わっていたのではないかなと、僕は残念だと思っているのです。

(5)　研究倫理審査委員会

　それから、日本で生命倫理の研究、今日のバイオエシックスにつながるような研究のルーツは何かということを考えていくと、いくつかの現象が実際起こっていた。その1つはですね、米国が広島に設置したABCC (Atomic Bomb Casualty Commission) ですね。そこに日本で初めての倫理委員会ができたのではないかということも言われているのです。つまり、もう1950年代の後半ぐらいからアメリカでは倫理委員会制度みたいなものがある程度作られた。ニュルンベルクの後に、そういう人体を対象にした研究をする時には倫理委員会というか研究審査委員会みたいな制度が作られていて、そういうことと関連して広島にあったABCCの研究所においてはそういうものは作られているのではないかと言われている。これは木村利人[16]先生が研究したこともあるのですけれども、そういうのを見てみる必要がある。

　それから、東大の津谷喜一郎先生が調べたことで、戦後の昭和20年代ですかね、朝鮮戦争に行った米兵を対象としたランダム化比較試験という臨床試験みたいなものを京都日赤病院で初めてしたのではないかと言われている。バイオエシックス導入云々の以前からそういう研究がもうすでにあった。これはバイオエシックスの単なる導入ということではちょっとないかもしれませんけれども、世界の研究水準との関係で、こういうのを調べていくというのも1つの大きな見方ではないか。

(6)　岡村昭彦と木村利人、運動としてのバイオエシックス

　1970年代から80年代に移っていくと、これは80年代の話なのですけれども、岡村昭彦[17]と木村先生の日本における各地での特に看護師さんを相手にしたバイオエシックス・セミナーが展開されていた。岡村さんはお医者さんになろうとしていた時期もあったけれど、結局、ジャーナリストになってベトナム戦争等の写真報道で活躍したわけです。その

人と木村先生が全国行脚した。岡村さんというのは結構カリスマ性の強い人で、バイオエシックスの議論をしながら非常に魅力的な、人を惹き付ける力があった。岡村さんの筋を見ていく必要がある。なぜかというと、岡村さんがバイオエシックスのセミナーをやって全国行脚して、看護師さんたちに相当影響を与えている。その看護師さんたちがその後どうなったかということのあまり追跡がない。ひとり確実に岡村さんとか木村先生の話を聞いて今の生命倫理の研究をやっている人はいる。その人は誰かというと澤田愛子[18]さん。澤田さんはそのセミナーを聞いた人なのです。だけど実際もっといると思うのですよね。今看護師さんでそういうことをやっていた人やそこにかかわっていた人もいるのではないかと思うのですが、あまりそこのことに言及されていない。岡村昭彦は文明論的にやっているわけです。壮大な思想展開みたいなことでバイオエシックスを考えていて、それが結構影響を与えている。一部、岡村昭彦の思想の流れが今もあってですね、市民運動的にやっているのですけれど、アカデミックサイドからきちんと議論していない。

（7）脳死・臓器移植と札幌医科大学

1980年代になると臓器移植とか生殖技術というような動きというのが活発化してくる。これはなぜかというと米本さんも言っているように、1970年代は武見日本医師会会長体制の中で、やはり武見さん自身が移植医療というのは邪道だと言ったかどうか分からないですけれど、あまり好ましく思っていなかった。それから和田心臓移植に対するいろいろな批判もあって、武見さんはそれにあまりタッチしなかったので、日本では停滞したのではないかと言われている。ただ武見体制の中で、日本医師会は医師の職の団体としてのある意味での独立性が確保していたのかもしれない。だから統制が利いていたから突出して移植とかいうことに走って行く人がいなかったのではないかと思うのですね。だけど、和田心臓移植に対するいろいろな議論とか総括みたいなことはほとんど考

えられていなかった。

　ここで札幌医大との絡みで、1つ気になることがあります。初めて倫理委員会ができたのは実は徳島大学ではなくて札幌医大だという説もありますよね。正式には徳島大学と言われており、札幌医大のものは何かあまりきちんとしたものではなかったのかもしれない。和田心臓移植との絡みで何か病院内で検証したときの委員会のことを言っているのかもしれませんけれど、札幌医大が初めて倫理委員会を作ったのではないかという説を述べる人もいます[19]。

　それともう1つ、1983年体外受精が始まった。鈴木雅洲[20]、東北大学の産婦人科でやったわけですけれども、本当に最初これがあったときは大変な騒ぎだったわけですね。だけど、和田心臓移植もそうだけれど、教室の考え方だけでやっていったという歴史がある。

　1980年代には和田心臓移植のあと脳死移植はあまり行われていなかったという話もありますが、実はいろいろな脳死下の臓器移植はやられていて事件があったわけです。波平恵美子さんの本[21]を見たら、移植というのは実際随分行われていて、その内の100例近くは脳死状態の死体からの移植だったと書いてあるのです。今（2009年6月）の臓器移植法下で81例ですよ。100例もあったということは、その頃結構やっていたということです。こういうことの検証もあまり具体的に顧みられていないのではないか。単なる告発騒ぎだけではなく、実際はいろんなことがやられていたということを、当時の状況を考えて、みていく必要があると思うのです。「東大PRC（患者の権利検討会）」や「患者の権利法をつくる会」などのように、患者の権利を日本で何とかしようという動きは確かにあったわけです。その人たちがバイオエシックスをどう考えていたかということもみていく必要がある。

（8）北里大学医学原論研究部門

　もう1つ、これまで書かれたものを見ても言及されていないのが北里

大学のことです。北里大学というのは、日本のバイオエシックスに関して、重要な役割を実際に果たしている。特に1985年、86年に、木村先生も絡んでいるのですけど、ケネディ倫理研究所から何人か学者が来て、2年にわたってシンポジウムをやったのですね。特にクローズド、オープンの両方でやったのですけど、クローズドでは事例研究なんかをやってですね。これは実際の臨床、北里大学の特に産婦人科の坂上正道先生とかそのお弟子さんの東京女子医大の仁志田博司先生がそうですけども、そういう臨床場面に影響をかなり与えているのではないか。

　北里大学に関しては、医療原論研究部門というのが作られて、そこに唄孝一[22]先生もいて、重要ないろいろな役割を持っていた。日本で1980年代以降、倫理委員会が作られたのですよね。倫理委員会がきちんとできるのは北里大学が最後だった。やはり唄先生がいたから非常に慎重な、きちんとした対応をしようとして、細かく3種類のA委員会、B委員会、C委員会を作った。病院の臨床倫理委員会みたいなのと、研究審査委員会みたいなのとか、すごい慎重にやったのですね。だから、その議論をやはりみていくと、当時の唄先生が慎重にやられていたことと他の大学との差異が非常に出てくるのではないか。これは面白いのではないかなと思うのですね。ほとんど今まで北里大学の展開というのはあまり触れていないというのは残念だなという感じがします。

（9）研究会・学会の設立

　1980年代になって1つの大きな動きとしては、学会とかいろいろな研究会ができた。これは、皆さんご存知で、どこでも書かれている。ただ、1つ気になるのは、吉利和[23]という浜松医大の学長をやった人が会長で、米本さんたちが中心になった生命倫理研究会、これが今、組織的にはもうない。発展的解消か自然解消かよくわかりませんが、だけどできた時は、日本生命倫理学会とほとんど同時にできたのですね。非常に特徴、個性をもった人たちの集まりとして作られた。政策提言なんてい

う、実践的な意味合いも持つ、かなり大きなテーマがあったかもしれない。それがなくなってしまったというのは、どうなのかなという感じもする。生命倫理研究会と日本生命倫理学会ができる時、日本の生命倫理学というものに対する方向性というものが、結構議論されたのではないか。そこのところをみていく必要があるのではないか。

　それからこれは生存科学研究所とも絡んでいるのですが、[日本の]バイオエシックスはあまりにもアメリカのバイオエシックスに影響を受けているという批判があった。そこで、死生学とはこの時まだ言わなかったのですけど、生と死を考えるということ、死生学をもっとやらなければならないということで、バイオサナトロジー学会というのができているのです。これはほとんど今はもう忘れられている。この学会ができた時は非常に華々しくて、キューブラー＝ロス[24]を呼んで、浅草の方の公会堂を使って、700人くらい集まって講演会をやったのですね。大変な盛会だったのですけど、その後立ち行かなくなってしまった。

3　日本のバイオエシックスの現状と課題

（1）ガイドラインの時代と生命倫理のテクノクラート化

　1990年代になると法制化とかガイドラインというのが始まっているわけですね。臓器移植法などができてきて、法制化というのが始まったけれども、わずかであった。ただあと臨床試験とかではガイドラインというのが中心になってきた。だんだん精緻化された先端医療技術の問題なんかも出てきて、一般の人がなかなかそういうのに口出しできない状況になった。

　脳死臨調は1990年から1992年までで、実際は実質的にはあまり役割はなかったと思うのです。国民的合意を得るということで脳死臨調で各界代表を集めてやったけれど、あまり議論も深まらなかった。産業医大の上司だった伊藤先生が参与で入っていたのですけれども、最初の1年

は素人が勉強を始めるみたいなところもあった。公開にしないかという議論があったけれど、とても公開できるようなものではなかった。そういうレベルの議論であったのですね。それで、1992 年に、わずか 2 年で答申が出て、それから 5 年ぐらいかかってやっと法律ができた。だからああいう日本での議論の進め方はどうなのかというのは、今でも問題が尾を引いていると思うのです。

　法制化といってもわずかにできたのは臓器移植法とクローン技術規制法みたいなもので、生殖補助技術について法制化するというのは 2000 年ぐらいのときに議論があったのだけれど、結局できずじまい、既成事実が先行しちゃっていて、議論している最中に諏訪の先生がどんどんどんどんやっていました、ということを言うわけだから、なんだかよくわからなくなってしまった。そういうことで推移してしまって情けない状態が続いている。

　一方、臨床研究とか臨床試験とかについてはガイドラインのオンパレードみたいになっている。ガイドラインが精緻化してきて、最近では若い生命倫理の研究者っていうとガイドラインの解説とその整合性をいかに研究計画と合わせるかという、非常にテクニカルな話をするわけですよ。倫理委員会なんかに出てきて話をされるものだから、僕みたいにナイーブに患者さんがこの文章分かりますか、みたいな質問は本当に陳腐なものにされちゃって、ガイドラインといかに整合性を合わせて研究計画を立てるかとか、研究計画デザインの問題なんかをやっているのですよね。これはどうなのか。テクノクラートというか、そういう傾向に走る可能性がある。それが生命倫理が生き残る道なのかもしれないですけれども、それでいいのかなとも思うのです。

（2）現状の混乱と日本における生命倫理論議

　実は今、日本は生命倫理の体制化失敗というか、混乱状況になっているのではないかと思っています。僕としては日本の生命倫理というのは

歴史的展開を見ていく必要ももちろんあるのだけど、研究スタイル自身をもっと基本的に考え直さなきゃいけないのではないかという思いが強いわけですね。

　1つは日本の生命倫理を追究するのはどうやってやったらいいのかということをいろいろ考えたい。文化的文脈でやるというのも、1つのカルチュラル・バイオエシックスみたいな話で流行りになっていますけれども、医療というのはもともと文化・社会的な人間の営為ですからそこから考え直さなければいけないのではないかと思うのですね。ただ表面的に倫理委員会を作ったりガイドラインを作って国際的な何か議論に合わせてインターナショナルな雑誌に出すときにお墨付きを得るみたいな話で、それはそれで重要かもしれませんけれども、もうちょっと何か日本の生命倫理を追究する視点というのも必要なのではないか。土屋貴志さんは人体実験のことをやって、731のことをやっているわけなのですけれども、そういうアプローチもひとつ非常に大事だけど、僕としては、やはり現代の問題ももっと扱わなければいけないのではないかということですね。

　トリプルマーカーテストが議論された時、開業医レベルでどんどん進んでいて、大学の産婦人科なんかのレベルでも随分やっていた。人工妊娠中絶が多くなってから、なんかこれじゃまずいぞ、みたいな話になって対応されている。生殖補助技術に関しては法制化するということはもう散々言われていた中で、「実は私やっています」という人が出てきて、また議論が振り出し、みたいになってしまう。はっきりいって混乱状態です。

　日本のこういう議論については、僕は、深沢七郎の『楢山節考』に出てくる話、「姥捨て」のところではなくて、ある村人の中に、他の家の食糧を盗んでしまった家があるという話が気になります。食糧を盗むのは一番ご法度なわけです。そうすると、皆殺し、一家絶滅だ、みたいな話になる。みんなで示し合わせて、ある夜、裸足で、棍棒、丸太棒を持って

いくわけです。それで、一家皆殺しにして、穴掘ってみんな埋めちゃう。そして、翌日から何事もなかったような生活。僕はこれを見た時、日本ってこういうことをしているのではないかなという印象があった。みんなで議論していても、ある方向にどっと行ってしまうというのがあるのですね。つまり、多くの人たちが考えているようなことがあって、それをあまり表沙汰にしないである方向にみんな突っ走ってしまう。議論というのが有効に機能していないようなところがある。

　トリプルマーカーテストを使って人工妊娠中絶にみんなが走ってしまったみたいなのは、みんな分かっているのだけれど、口に出してあえて言わない。中絶のような命に関わることが暗黙の了解になっていて、わかっていて、それでやってしまっている。生命倫理学がガタガタいろんな議論をしても、屁のカッパみたいな、そういうところがあるのではないかと思うのです。そういうのを『楢山節考』なんかをみていて思った。だから、日本人は生と死ということに言及するのは、欧米とはかなり違うアプローチをしているのではないか。日本の生命倫理というのは、原理・原則とか、きちんと宗教的な教義がこうであるからどうだとかという話ではなくて、そういうことを論証しない。つまり、論証ということをしないで、何か生と死の態度を決めていくというか、示していくというものではないか。僕らも日本の生命倫理を追究していくというか、探っていくというのは、かなり違う何か見方・視点が必要なのではないかというのを最近思い始めているのです。　　　　　　　　　（2014 年）

注
1　武見太郎（1904-83）、元日本医師会会長。
2　土屋健三郎（1922-98）、医師、専門は公衆衛生学。
3　アルバート・ジョンセン（Albert Jonsen, 1931-）、米国の生命倫理学者。

4　土屋貴志「「bioethics」から「生命倫理学」へ——米国における bioethics の成立と日本への導入」，加藤尚武・加茂直樹（編）『生命倫理学を学ぶ人のために』世界思想社，1998 年，14-27。

5　Van Rensselaer Potter, *Bioethics: Bridge to the Future,* Prentice-Hall, 1971（今堀和友・小泉仰・斎藤信彦訳『バイオエシックス——生存の科学』ダイヤモンド社，1974 年）。

6　Gordon R. Taylor, *The Biological Time-Bomb,* Thames and Hudson, 1968（渡辺格・大川節夫訳『人間に未来はあるか——爆発寸前の生物学』みすず書房、1969 年）。

7　加藤尚武「日本での生命倫理学のはじまり」，高橋隆雄・浅井篤（編）『日本の生命倫理——回顧と展望』（熊本大学生命倫理論集 1），九州大学出版会，2007 年，pp3-18.

8　中川米造『医の倫理』玉川大学出版部，1977 年。

9　香川千晶・小松美彦（編著）『生命倫理の源流 —— 戦後日本社会とバイオエシックス』（岩波書店、2014 年）第 2 部第 4 章参照。

10　同上、第 3 部第 11 章参照。

11　同上、第 3 部第 11 章参照。

12　Warren T. Reich, ed., *Encyclopedia of Bioethics,* 4 vols., Free Press, 1978.

13　青木清（1938-）、生物学者。

14　H. トリストラム・エンゲルハート（H. Tristram Engelhardt, Jr., 1941-）、米国生命倫理学者。

15　Taro Takemi, "Medical Ethics: History of Traditional Ethics in Japanese Medi   cine," in *ibid.,* vol.3, pp.924-926.

16　注 9 の文献、第 2 部第 6 章参照。

17　岡村昭彦（1929-85）、ジャーナリスト。

18　澤田愛子（1946-）、看護師、生命倫理学者。

19　注 9 の文献、第 3 部第 7 章参照。

20　鈴木雅洲（1921-）、医師。

21　波平恵美子『脳死・臓器移植・がん告知——死と医療の人類学』福武書店、1988 年。

22　唄孝一（1924-2011）、民法学者、医事法学者。

23　吉利和（1913-92）、医師。

24　エリザベス・キューブラー＝ロス（Elisabeth Kübler-Ross, 1926-2004）、スイスの精神科医。

第2部

再生医療研究における「生命」の意味

第3章　先端医療技術の倫理問題は
技術的に解決できるのか
── 再生医療をめぐって

1 はじめに

　2007年11月21日に、「ヒト皮膚から万能細胞」という見出しの記事が新聞の一面を飾った[1]。他紙も同様な記事を掲載していた。ここでの「万能細胞」は「iPS細胞」と呼ばれるもので、従来、ヒト胚から作製される「ES細胞（胚性幹細胞）」とは異なり、ES細胞の作製にまつわる倫理問題を解決されるもの、そして、日本人の研究成果として大々的に報じられたのであった。その後、iPS細胞に関する研究には緊急に政府から研究資金の支出がなされ、国際競争における日本の研究への支援体制がとられている。また、再生医療は、臓器移植の臓器不足や拒絶反応、そして、脊髄損傷などによる障害者への治療の可能性を開くなど大いに期待が持たれていることも、政府の研究支援を急がせている背景にある。

　本章では、そのような再生医療における技術の倫理問題を主に論じて、先端医療技術というものの倫理問題への取組みについて述べてみたい。

2 生命操作技術・先端医療技術の倫理問題への対応の変遷

　生命科学研究の成果が、単にその発展を科学の進歩として賞賛されるだけではなく、その成果が、われわれの生活に及ぼす影響、また、われわれが持っている生命観や生命の価値に関わり、具体的に議論され始めたのは1960年代といってもよいであろう。もちろん、科学の進歩により、その成果が技術となり、われわれの生活を豊かにする反面、原子爆弾のような技術も生み出し人類の脅威になることなどへの議論もあった

が、われわれの日常生活における医療や産業を通しての具体的な問題として議論することは別の様相をもたらした。つまり、1960年代のおもにアメリカにおける、遺伝子研究の発展に代表される生命科学研究や臓器移植などの先端医療技術の開発はわれわれに身近な問題を提起してきた。そのような生命科学や医療の発展に伴い、その成果をめぐる倫理問題の議論はバイオエシックス（生命倫理）の議論としてアメリカで、従来の科学や医学・医療をめぐる倫理問題についての議論とは異なって発展し、その成果や技術については市民や患者といった非専門家の視点も取り入れざるを得ない議論となっていった。このようなバイオエシックスの発展の中で、生命科学や先端医療技術をめぐる倫理問題が議論され、バイオエシックスという新しい分野を成立させる一因ともなってきたのである[2]。そのような議論の変遷をまずみておこう。

　1973年に開発された実験技術に「遺伝子組換え技術（組換えDNA技術）」があるが、これは、大腸菌の持つプラスミドと呼ばれる環状DNAに、他の生物のDNAを組み入れて大腸菌の体内でその遺伝子を発現させるというものである。この技術は、ヒトのがん遺伝子などの研究に利用できること、また、ヒトの体内で生産されている貴重な生体物質（インシュリン、成長ホルモンなど）を大腸菌に大量に生産させることが可能になることより、生物利用の新技術としてのバイオテクノロジーの先駆的技術と注目された。しかし、何十億年もの進化の過程を経て形成された、さまざまな生物種のそれぞれに得意な遺伝子の組み合わせを操作してもよいのかというような「生命操作」に対する正当性の問題や、その技術を利用して作られた、異なる種の遺伝子を持った生物体が自然界に放出されたときに生態系を乱さないかというような問題も提起され、どのようにその技術を使うべきか、というような倫理問題が提起された。そのような問題に取り組むために、遺伝子研究者が一時研究を停止（モラトリアムといった）し、米国のアシロマで会議が開催され、その対応として、遺伝子組換え実験を行う際には、「物理的封じ込め」と「生物学的封じ込め」

という実験操作を行い、実験室の外に組換え体を漏らさないようにすることを実験指針として提唱した[3]。

　その後も、生命科学の成果が先端医療技術として開発されるといろいろな倫理問題が提起され、バイオエシックスの名とともに議論されるようになった。

　たとえば、1970年代末に、今日では「生殖補助技術」と呼ばれるものの1つである「体外受精」の技術ができた時も、人間の生命誕生という人間にとって重要な出来事が人為的になされることの倫理も問われたが、子供に恵まれなかった人たちの幸福への寄与なども議論され、体外受精による受精現象への直接的な人為的介入を避けるために、「配偶子卵管内移植法（GIFT法）」という、卵子と精子を卵管内に移植し、受精の瞬間は人為的に操作しないなどの技術も提案された。

　1980年代末には、組換え遺伝子技術を人間の遺伝病治療に応用する「遺伝子治療」の倫理問題も議論されるようになり、遺伝子の操作は次世代への影響もあることから、治療を希望する世代の判断だけで治療がなされてもよいのかという「世代間倫理（次世代の権利の侵害）」も議論され、患者一代限りに影響を制限することを目的として「体細胞遺伝子治療」は認め、次世代に影響する「生殖細胞系遺伝子治療」は認めないということが議論され、国際的にもこの方向で遺伝子治療は開始されることになった。しかし、体細胞遺伝子治療でも次世代への影響はわずかであるとしても可能性はあるとの指摘もある[4]。

3「ヒトES細胞」の出現と倫理問題

　前述のような先端医療技術とも呼べるものをめぐる倫理問題についての議論がなされてきたが、いずれも、基本的な生命観や生命操作の是非を論じるというよりは、新しい技術が提起した倫理問題をいかに技術的対応によって回避できるかのような議論になって推移してきているとい

える。その意味において、本章における主題である「再生医療」のおける技術をめぐって、最近の動向をみながら、先端医療技術の倫理問題は果たして技術的に回避できるのかについて考えてみたい。

　1998 年に米国において、ヒトの「ES細胞」を作ることに成功した。それまでには、マウスなどの生物においては ES 細胞が作られていたのであるが、ヒトの ES 細胞が作られたことは大きなセンセーションを巻き起こした。前年の 1997 年の春には、イギリスでのクローン羊ドリーの誕生が発表されており、そのような状況の中で、ヒト ES 細胞の作製は、さまざまな医療の可能性を期待させるものであった。しかしながら、この技術には深刻な倫理問題も伴っており、バイオエシックスにおける論争を巻き起こした。

　ヒト ES 細胞をめぐる倫理問題として提起されたのはおもに次の 3 点である。

　まず、ES 細胞を作製するためには、初期胚である胚盤胞(受精後1週間ほどの胚)の内部の細胞を取り出さなくてはならない。この操作によって、その胚は破壊されることになる。つまり、そのまま子宮に着床し発生が継続されれば、一個体になる、つまり人間になることが中断されてよいのか、という問題である。日本では特に、その胚の存在は「生命の萌芽」とも呼ばれ議論されている。

　次の問題は、そのように ES 細胞を作製する場合に、どのような胚を利用するかである。ES 細胞を作る目的のために受精卵を作り、胚盤胞にまで発生させ、ES 細胞を作製することはよいのか、どのように卵や受精卵を入手するかの問題である。

　さらなる問題は、ES 細胞は治療の目的にかなう、特定の分化した細胞を得るための細胞であるが、移植した場合は、拒絶反応の問題があるので、患者と同じ遺伝子の組み合わせを持った ES 細胞が求められる。そのためには、患者の体細胞の核を、あらかじめ核を除いた未受精卵に移植し受精卵を作製し、それを胚盤胞にしたものから作製する ES 細胞

が適している。そこで出てくる倫理問題が「クローン胚」の作製の是非の問題である。「クローン胚」を個体、すなわち「クローン人間」にまで発生させることはないとしても、作ること自体はよいのかということである。

　以上のように、倫理問題は議論されてきたが、日本ではES細胞の樹立のために使用される受精卵は、生殖補助医療の一環で体外受精により作製されたが、使用されることのなかった「余剰胚」を使うことが議論された。クローン胚の作製に関しては、その作製が各国で議論されたが、宗教的な背景の議論もあり、慎重な態度をとる国も多かった。韓国において作製されたとの発表があり、注目されたが、論文捏造が発覚した。日本では、クローン規制法でクローン胚の作製は禁止されてはいないが、まだヒトの「クローン胚」の作製はなされていない。

4 ES細胞の倫理問題を回避する技術の出現

　上記のようなヒトのES細胞研究には倫理問題がまとわりついていたが、前述したように、研究への期待と、倫理問題に対するきちんとした解決とは言えないが、倫理問題への配慮を前提に研究は進められていた。

　そのような中で、ES細胞の倫理問題を回避する技術の研究が発表された。

　まず、2005年10月のことであるが、有力科学雑誌『ネイチャー』に2つの方法が発表された。いずれもマウスを利用してなされたものであるが、ヒトへの応用も可能なものである。

　1つは、胚盤胞を破壊しないようにする方法である。すなわち、体外受精によって得られた受精卵を発生させ、8細胞期になった胚から1つの細胞を取り出し、その細胞をすでに存在するES細胞と混ぜて培養するとES細胞となるというものである。8細胞期の胚は1つ細胞が取り出され7細胞になっても1つの胚として発生を続けるので胚盤胞を壊す必要ないというのである[5]。

　また 1 つの方法は、同じく胚盤胞を壊すことにはならない方法である (図)。この場合は、体細胞の核を利用する核移植法による受精卵を作る。もちろんヒトの場合は、「クローン胚」を作ることの是非があるが、治療目的という制限下で行うことも認められるという議論を前提としている。この場合は、この核移植の前にある処置をしておくことで重要である。核移植する前に、その核に胚盤胞より先の発生ができないように遺伝子を操作しておくのである。すなわち、胚盤胞より先には発生しないのであるから、個体になる可能性のある胚盤胞を壊すという倫理問題は回避されるという論理である [6]。胚盤法を壊すことはつまり、生物学的 には「全能性(個体を構成するすべての細胞に分化し、個体までに発生できる能力)」、 または「生物の細胞や組織が、その種のすべての組織や器官を分化して完全な個体を形成する能力」(岩波生物学辞典第4版、1996年) を持っていないのであるから倫理問題は回避できるとしているのである。この「全能性」と区別して、万能細胞の「万能性」とは「発生学において、発生しつつある胚の一部がいくつかの異なった発生過程をとり、異なった形態形成を示す能力」(岩波生物学辞典第4版、1996年) としている。

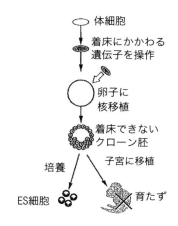

体細胞

着床にかかわる
遺伝子を操作

卵子に
核移植

着床できない
クローン胚

培養　　　　　子宮に移植

ES細胞　　　　　　育たず

図　クローンに育たないクローン胚づくりの原理
(朝日新聞 2005 年 10 月 17 日より引用)

はたして、以上の方法は倫理問題を回避しているであろうか。前者は確かに胚盤胞を破壊することはないかもしれないが、8細胞期の細胞は1つでも受精卵と同様にまだ未分化であり、「全能性」を持っているという可能性がある、それ故に「個体になる可能性のあるもの」を人為的に個体にならないようにし、ES細胞にしてよいのであろうかという問題が残る。

　もう一方の方法はどうであろうか。ここでの論理はいささか注意しなければならない。つまり、確かに胚盤胞は、遺伝子操作により、胚盤胞より先に発生しないようにしてあるので、胚として個体になるという意味での、全能性をなくしている。それゆえに、「全能性のない胚盤胞」は個体にならないので壊してもよいということになる。しかし、核移植段階で、「全能性を持っている核」を人為的に「全能性」をなくす操作は、「胚盤胞の破壊」という倫理問題の前提になる「全能性」を奪うことと同じ倫理問題を持つのではないか。

　以上のようにみていくと、これらのES細胞の倫理問題は技術的に回避されているとは言えない。

5　iPS細胞はES細胞の倫理問題を乗り越えているか

　以上のようなES細胞の倫理問題に対する技術的対応が議論されていた中で、出現してきたのがiPS細胞である。ES細胞が抱えている「胚の破壊」や「受精卵の入手」、「クローン胚の作製」といった倫理問題を回避しているということで歓迎されている。研究者自身もそのような方向で研究の意義を強調している。

　しかし、iPS細胞は本当に倫理問題を回避しているのであろうか。

　iPS細胞は確かに、胚盤胞を破壊することも、受精卵の入手も問題とすることはないが、iPS細胞の研究は、次のような倫理問題の可能性を示している。まだ、マウスでの実験の段階であるが、iPS細胞の治療的可能性を考えればマウスでの実験の成果はヒトに利用する場合の倫理問

題を提起するのである。

　たとえば、iPS 細胞から生殖細胞を分化させることができると報告されている。人間に応用すれば、卵と精子が作製され、それらを受精させれば受精卵、それもクローン胚となる受精卵が作製されることになる。

　また、これは iPS 細胞から直接個体を得る方法ではないが、既成の胚に iPS 細胞を導入し当初はキメラ胚として発生していくが、やがて、細胞はすべて iPS 細胞由来の細胞になり、個体にまで発生させたことがマウスを用いた実験で成功したとの報告もある[7]。もしこれが、ヒトの iPS 細胞を利用してなされれば、クローン胚、そしてクローン人間の作製の可能性を iPS 細胞の研究が持つことになる。そして、これはまだ研究報告はないが、iPS 細胞を作製する過程で体細胞に全能性を持たせるような研究はなされないのであろうか。体細胞を脱分化させ、受精卵と同様な状態にさせることはないのかという懸念も生まれてくる。

　こうしてみると、iPS 細胞にも倫理問題はつきまとっていることになる。

6　まとめ

　本章では、生命科学や医学研究の成果による先端科学技術の倫理問題をみてきたのであるが、その倫理問題への取り組みは、倫理問題に内在する生命観や価値をめぐる問題に正面から対峙することなしに、いかに技術的に倫理問題を回避するかのように実際には議論しているようにみえた。そのような対応が必ずしも不適切であるとはいえないとしても、倫理問題への対応としては皮相的なものであることは否めず、依然として倫理問題は存在し続けているのである。しかしだからといって、そのような対応は価値の多様化する、現代の社会で特定の生命観や価値を前提として倫理問題を解決することにも当然、限界がある。その意味においては、倫理問題の技術的な回避を現実的には模索しながら、その限界を理解して、研究・技術開発による利益と倫理問題への対応の困難さの

緊張感の中で議論を進め、安易な医療や福祉への応用の可能性について
は慎重に議論を進めていく以外にないであろう。そのためにも、医療や
福祉の専門家には生命科学・技術のテクニカルな内容とともに、そこに
内在する倫理問題の双方に十分な理解力と洞察力を持つことが求められ
るのである。　　　　　　　　　　　　　　　　　　　　　　（2008 年）

注

1　朝日新聞、2007 年 11 月 21 日朝刊 (福岡版)。
2　大林雅之『生命の淵―バイオエシックスの歴史・哲学・課題―』（東信堂、2005 年）。
3　大林雅之『新しいバイオエシックスに向かって―生命・科学・倫理―』（北樹出版、1993 年）。
4　注 2 の文献。
5　Meissner,A. & Jaenisch, R.,Generation nuclear transfer-derived pluriopotent ES cells from cloned Cdx2-deficient blastocysts, Nature 439,212-215(2006).
6　Chung,Y. et al., Embrionic and extraembrionic stem cell lines derived from single mouse blastomeres, Nature 439,216-219(2006).
7　Wernig,M. et al.,In vitro reprogramming of fibroblasts into a pluriopotent ES-cell-like state, Nature,doi:10.1038/nature05944.

第4章　再生医療技術への宗教の関わり
──ES 細胞・iPS 細胞研究における「全能性」をめぐって

1　はじめに

　現在では、医療は、高度な科学技術研究を基盤として、その成果のヒトへの応用において発展している。そのような先端医療技術の開発には、多くの研究者、資金が投入されている。そこでは、ヒトゲノム計画などに代表されるように、その先端的生命科学や医学研究における倫理問題についても取り上げられるようになり、先端医療技術の研究には倫理問題への取り組みが不可欠なものとなっている。そのような先端医療技術の一分野として大いに期待されているのが再生医療技術であり、そこでも倫理問題についての議論がなされている。

　1998 年にヒト ES 細胞 (Embryonic Stem Cell) の樹立が報告され、再生医療の飛躍が期待された。しかし、その樹立にはヒトの初期胚を破壊する必要性から倫理問題を抱えており、その問題をめぐって生命倫理学上の議論が展開されてきた。しかし、2006 年のマウスからの iPS細胞 (induced Pluripotent Stem Cell) 樹立のニュースは、再生医療の新たな発展をもたらすものとされた。ついで 2007 年 11 月にはヒトからの iPS 細胞が作製され、それまでの ES 細胞研究をめぐる倫理問題を「解消」するものとの喧伝にのって、国際的な政治、産業などの絡んだ議論にも発展している。

　小論では、以上のような再生医療技術をめぐる倫理問題に焦点をあわせて、そこで言及される倫理問題の意味、特に「全能性 (Totipotency)」という生物学的概念が、倫理問題にどのように関係するか、そして、「全能性」概念が宗教的な生命の意味づけの議論と結びつき、倫理問題に関係していることを明らかにすることを目的とする。

　上記の目的を達成するために、ここでは、まず、再生医療技術を切り開いた ES 細胞研究における倫理問題について考察し、ついでその倫理問題を克服したとされる iPS 細胞にも、依然として、ES 細胞研究の倫理問題における問題性が継続していることを「全能性」概念の考察から明らかにする。そして、そのような「全能性」概念が宗教的な生命の意味づけの議論によって倫理問題を捉える基準となっていることを示し、再生医療技術への宗教の関わりを明らかにする。

2 ES 細胞研究の倫理問題

(1) ES 細胞研究における倫理問題とその回避

　1998 年にヒト ES 細胞が米国で初めて樹立され、再生医療技術の可能性に世界が注目した。その大きな理由はいくつかある。その中でも、最大の理由の１つは、脳死下臓器移植における提供臓器の世界的な不足傾向にあった。特に、日本における脳死下臓器移植の実施は、1997 年の臓器移植法の施行以来 10 年以上たったが、今日までに 100 例にも満たない状況 (2009年1月31日現在80例) にあり、日本人が海外渡航をして移植医療を受けることも厳しい状況になってきている。そのような中で、再生医療技術は、臓器移植を望む人々へは希望を与えることになった。また、ES 細胞研究への期待は、神経細胞などの誘導がなされれば神経系の難病に対する治療へつながることも大きな理由となっている。しかし、ES 細胞研究にはすぐに深刻な倫理問題が存在することに議論が向けられた。その最大のものは、ES 細胞を作製するには胚盤胞という段階 (受精後5日目ぐらい) の胚を破壊する必要がある。特に、ヒトの胚を破壊や操作をすることへはこれまでも慎重な対応が迫られてきた。再生医療の研究がすすめられている国々では、政府がその研究において規制することを検討し始めた。その背景には、宗教的な配慮が強かった。特に米国では、人工妊娠中絶に反対する保守的な宗教団体の政治的な影響力

もあり、大統領は新たなヒト ES 細胞の樹立には慎重な姿勢を示した[1]。

　ヒト ES 細胞研究については当初から倫理問題の議論が注目され、生命倫理学研究の格好の題材にもなった。そこで指摘される倫理問題は大きく次の 3 点である。

　①ヒトの初期胚 (胚盤胞) の破壊
　②ヒト ES 細胞から得られた分化細胞ないしその集合体としての組織を移植した時の拒絶反応を回避するためのヒト・クローン胚作製
　③ヒト ES 細胞を作成するための胚の入手の方法

これらの問題に対してとられた対応について以下に述べていく。

　①については、「胚を破壊すること」の問題性よりも、ES 細胞の研究の有用性を優先させ、特定の条件をつけて、胚の使用を認める。また、「胚を破壊すること」自体を技術的に回避する方法なども議論された[2]。

　②については、1997 年にクローン羊ドリーの誕生のニュース以降、クローン技術のヒトへの応用が懸念され、ヒトのクローン作製には各国政府は法的規制も含め対応した。そのような経緯もあり、ヒト ES 細胞樹立のためのヒトクローン胚の作製も規制の対象となったが、国によってはその作成が認められた。しかしながら、ヒト ES 細胞の作成に関する論文捏造問題が韓国で起こり[3]、ヒトのクローン胚の作製については現実には研究が進展していない。

　③については、ヒト ES 細胞の樹立を目的とする受精卵の作製には慎重な対応がとられ、体外受精によって得られた受精卵のうち、子宮への移植に用いられずに保存されている、いわゆる「余剰胚」を使用するという対応もみられた[4]。また、すでに樹立された ES 細胞株を用いて行う、または、限られた施設において樹立された ES 細胞株のみを使用することも考えられた。

(2) ES 細胞研究の倫理問題の前提にあるもの

　前述したヒト ES 細胞の倫理問題において、もっとも重要な問題は①の「胚の破壊」と考えられる。なぜなら、①の問題が解消されれば、②と③の問題は、ES 細胞研究の臨床応用の有用性の価値が優先されることにより、特定の条件をつけて対応できるとも考えられるからである。ヒトクローン胚の作製も個体まで発生させないことを条件に認められることは日本のクローン規正法によっても可能であろう。

　それでは、①の倫理問題における本質的な問題の意味はどこにあるのか。つまり、「胚の破壊」は人工妊娠中絶の問題においても議論されてきた「人間になる可能的存在」を破壊することにあり、それが、胎児の段階より以前の胚の段階においても主張されるからである。

　そして、そこから ES 細胞を作製するための胚盤胞という段階の胚を「人間になる可能的存在」とみなすのであり、それは、生物学的には、「個体になる能力」である「全能性」を持つか、否かを倫理問題を捉える基準としているのである。

3　iPS細胞研究の倫理問題と「全能性」

　前述したように、ヒト ES 細胞研究をめぐる倫理問題が議論されてきていたが、iPS 細胞の登場は、そのような倫理問題を回避できるという利点が強調された。前述したように、ES 細胞をめぐる倫理問題を捉える前提となっている「全能性」という基準から考えると、iPS 細胞の作製には、全能性を持つ胚を破壊する必要がないと考えられる。しかし、そのような捉え方には、iPS 細胞研究において全能性の問題が深く関わっていることが見失われている。なぜなら、ES 細胞研究における全能性の問題は、もっぱら「胚の破壊」をめぐる倫理問題にのみ関連して議論さ

れてきたからである。確かに、iPS 細胞の作製においては、「胚の破壊」という問題は回避される。したがって、その問題に関わる全能性の問題は iPS 細胞研究には直接に関わらないということになる。そのような解釈が、iPS 細胞は ES 細胞研究にまつわる倫理問題を回避しているという一般的、特にジャーナリズムなどの捉え方である。そこでの倫理問題への指摘は、iPS 細胞からの生殖細胞の作製や iPS 細胞ががん化を引き起こすという安全性の問題に集中しているともみえる[5]。

　実は、iPS 細胞にはその作製に成功していた当時から倫理問題を内在させていたと考えられる。それは、ES 細胞研究においても問題にされていた点でもある。特に、全能性という視点から指摘すると次の2点の問題である。

　①iPS 細胞由来の細胞のみで個体ができる[6](これはES細胞の研究においてもキメラ胚からの個体作成において実験的になされていた[7])。
　②iPS 細胞は分化した体細胞に脱分化を起こさせ万能性 (Pluripotency)、つまり、「個体のもつあらゆるタイプの細胞に分化する能力」をもたせたものであるが、脱分化の先には「初期化」という問題も考えられる。つまり、「全能性」の回復、ないし獲得ということである。

　①は、iPS 細胞由来の細胞のみからなる個体というのは、もとの体細胞から個体ができるということを意味する。もちろんもとの体細胞から直接個体が発生するわけではないが、結果的には体細胞からのクローンができるということである。
　②は、体細胞から iPS 細胞を作製する際には「脱分化」または「初期化」すなわち、分化した細胞を「未分化の状態」に戻すことを意味する言葉が使われる。ここでの「未分化の状態」についてはさまざまな意味をあたえられているが、そこでは、「万能性」にとどまらず「全能性」を持たせることにはならないのか、議論しておかなければならない。ここで注意すべ

き点は、ES 細胞研究においてもそうであったが、iPS 細胞研究においても「全能性」、「万能性」、そして万能性とほぼ同義で使用されている「多能性」(Multipotency) などの言葉が概念的に混乱して使用されてきたし、今日もその延長にあるということである。その原因としては、明確に「全能性」と「万能性」を実験的に区別することが難しいという点にもあるかもしれない。そもそも、ヒトの細胞に「全能性」があるか、「万能性」があるかについて実験することは、「全能性」を持っていることを「人間の尊厳」と結びつけるならば、そのような実験をすること自体が倫理的に困難であるということもある。

4 「全能性」概念の意味と倫理基準としての役割

　ここであらためて「全能性」の意味について整理しておこう。「全能性」概念の来歴を考えると、その起源にはハンス・ドリーシュが挙げられる。彼は、ウニの2細胞期の胚を二分し、つまり一つ一つの細胞に分離し、それを育てるとそれぞれから個体が生じることを実験的に示した。その当時、受精卵は細胞分裂を重ねると分化が進むと考え、当然2細胞期の各細部には個体となる能力がなくなっていると考えられていた。そのような学説に対して、異論を提示したのがドリーシュの実験 (1891年) であった。彼は、そのような個体になる能力を「全能性」と名づけたのである[8]。それは、単に、個体になる能力をさすだけではなく、実は深刻な問題をはらんでいた。ドリーシュは生物学史の上では、悪しき「生気論」者であるともされており、当然に「全能性」には目的論や全体論の匂いが付きまとっているのである。そのような全能性は、ドリーシュによる「調和等能系」という、機械論では説明されえない、生物学的概念としては特異性を有する概念と結びついている[9]。このことは、全能性が倫理問題と絡んでくることにおいても重要な意味を持つと考えられる。ここではこれ以上触れないが、別に論じる必要があろう。

　以上のような経緯で生まれた「全能性」概念には今日は次のようにいくつかの定義がなされている[10]。

　①細胞が３つの胚盤葉すべてに分化する能力を持つ
　②細胞が当該有機体のすべてのタイプの細胞に分化する能力を持つ
　③他の胚盤胞に注入すると生殖細胞系列に定着する能力を細胞が持つ
　④個々の細胞が、生存能力ある個体へと発育する能力を持つ

　上記のうち、①と②は有機体の個体を形成するすべてのタイプ細胞への分化能力を意味し、③は生殖の能力を持っている可能性、つまり、次世代への遺伝子の伝達の可能性であるが、①―③は個体への発生能力には直接に言及していない。そこで、通常、「全能性」ということは、④の意味において用いられている。

　大統領バイオエシックス諮問委員会では、「全能性をもつ細胞は胚、そして胚以外の膜と組織に分化する能力をもつものである。それは、成体となる有機体が持つあらゆるタイプの細胞になる」としている[11]。

　以上のことから、「全能性」を、「個体への発生能力までを含む、あらゆるタイプの細胞に分化する能力」とすれば、それが、ヒトの場合は、人間個体の形成にもつながることから、初期胚や受精卵の尊重は、そのような「全能性」の意味から理解されるのである。そうであるとすれば、ES細胞研究におけるもっとも重要な問題であった「胚の破壊」における問題は、「全能性の喪失」という倫理問題であると考えられる。そのような全能性への関わりから考えると、iPS細胞における脱分化は、「全能性の獲得(回復)」の方向への操作という問題を新たに提起すると考えられる。全能性の「破壊」と「獲得」を合わせれば、「全能性の操作」の是非という問題が特にヒトにおいては考慮される必要が出てくるのである。つまり、ES細胞研究においては、「全能性の喪失」という倫理問題までであったが、iPS細胞研究における「全能性の獲得」ということを考えると、「全

能性の操作」というより本質的な倫理問題、つまり全能性に生命の意味づけ、そしてそれが人間の場合には尊厳に関わるならば、全能性そのものを人為的に操作すること自体が倫理的に問題になると考えることもできよう。すなわち、iPS細胞研究には、「全能性の喪失」と「全能性の獲得」という、個体と受精卵の間に双方向での操作という「全能性の操作」の倫理問題が内在しているとも考えられる（図）。

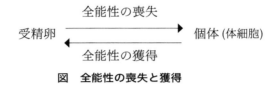

図　全能性の喪失と獲得

---

5 倫理基準としての「全能性」概念と宗教的な生命の意味づけ

　さて、前述のような「全能性」概念はどうして倫理問題を捉える基準となりえているのであろうか。「全能性」概念における最も重要な生物学的意味は前述したように、「個体になる能力」を持っているということである。すなわち、特に、受精卵、初期の胚は、個体になる能力である「全能性」を持っている。それをヒトに当てはめれば、すでに将来的には、「個体としての人間になる」ことが決定されているということになる。つまり、全能性を持っているということは、「人間になる可能的存在」であるということなのである。実際に、このような「全能性」概念をめぐる倫理問題の議論が、後述するように、欧米では強調されており、特に宗教的な議論とのかかわりで重要な論点となっている。

　宗教諸宗派の中でもっとも厳格な対応を示しているのはカトリックである。すなわち、カトリックでは、受精卵について、人間と同じ倫理的位置 (moral status) づけを行い、胚の発生過程の途中での倫理的意味づけの設定を拒否するのが主流である。これは、発生過程での位置づけは恣意的であり、そのような恣意性は実験による定義に依存してしまうから

であると考えるのである。

　たとえば、米国の大統領のバイオエシックス諮問機関の委員長も務めたことがある、カトリックの医師であり、生命倫理学者であるペリグリノは次のように言っている。

　　ローマンカトリックの考え方は、……正しい倫理的位置づけが発生過程の程度や恣意的な時点で考慮するということを拒絶する。そのような恣意性は、存在論的または生物学的実在性ということより、実験的な要請に従うような定義を求めてしまうのである[12]。

このような考え方は、人工妊娠中絶に対する反対を主張するカトリックの基本的態度にもみられるものである。ただし、カトリックの中でも初期胚を個人化された人間存在とすることに反対するものもいる。キリスト教倫理学の教授であるファーリーは次のように指摘している。

　　カトリックの倫理神学者には、初期のヒト胚は個性化された(個別化された)人間存在を形成するとは考えないものが増えている[13]。

　カトリックに対して、プロテスタント、ユダヤ教、そしてイスラム原理主義は宗教的な立場からは、初期胚を人間と同じ倫理的位置づけを認めてはいない[14]。そのような議論では、受精卵から胚、そして胎児を経て、出産に至る過程の中で、人間の生命として価値を、いつ認めるかという議論を行うのである。生命倫理学では、このような議論において積極的な役割を担ったのが「パーソン論」である[15]。つまり、単なる「細胞の塊」ではない、「人間の尊厳」を持った存在として認めるための基準として「パーソン」を考えるのである。

　上記の宗派の中でもユダヤ教における議論には興味深いものがある。たとえばラビであるエリオット・ドルフは次のように議論している。

　子宮外の遺伝物質は、ユダヤ法における法的地位を持ってはいない。なぜなら、それらが女性の子宮に宿るまでは人間存在の一部分でさえないのであり、宿ったとしても妊娠の初めの40日間は、それらの位置づけは「あたかも水のような」ものであるとするからである。結果として、凍結された卵は正当な理由で廃棄されたり、使用されたりするであろうし、そして、それらから幹細胞を作りえるのである。そしてまた、ユダヤ教の思想家の中には、不妊治療後に保存されていた胚からES細胞を作ったり、それを使用することは、少なくとも倫理的に正当化されないような中絶された胎児の組織の使用よりは問題が少ないと考えるものもいるのである[16]。

ここでは、妊娠から40日間の存在は人間の生命ではないとしている。それゆえに、受精卵や初期の胚についてはほとんど倫理的な問題はなく、ES細胞をめぐっては倫理問題は存在しないという明確な立場である。

　以上の議論は、ヒトES細胞をめぐってなされたものであるが、iPS細胞についても宗教との関連での議論はなされている。たとえば、再生医療技術と社会との関係についての研究者であるアンダーソンは次のように議論している。

　倫理学者はこの新しい技術に対して賞賛のみを与えた。しかし、カトリックの倫理神学者の中には、再プログラム化の方法は「子どもを複製する」ものであり、また、うまく働かない胚を作るかもしれないと不安を示す者もいるので、新しい技術はすべての恐れを軽減すべきものでなければならないのである。科学者が細胞を全能性の状態にする(実際の胚を作るのであり幹細胞ではない)ために「逆戻りさせすぎる」ことをし、再プログラム化するかもしれないという懸念は、この科学を理解すればすぐに考えられることである。胚になることは特定の核の状態を持つだけではなく、接合子の細胞質が備える特定の個体化する要因をも要求するのである。しかし、この方法においては、卵も細胞質も用いられることはない。さらに、再プログラム化するための2つの遺伝子——Nanogと

Sox2─は、胚では見られず、幹細胞のみに見いだされるものである。再プログラム化における、それらの遺伝子の発現は全能性を妨げるものなのである。……ウェスチェスター倫理・人格研究所所長であるトーマス・バーグ神父にこのような関心についてたずねると、彼は、「カトリックの考えからは、バイオテクノロジーの研究における人間の尊厳への正しい関心によってこの問題は解決される。すなわち、再プログラム化の過程のいかなる点においても、クローニングにおいて起こるような、ヒト胚を作製する技術を含むという危険性 (事故的に起こるような危険性も含めて) は存在しないのであり、万能幹細胞研究はいかなる倫理問題からも自由に治療を前進させえるのである」と答えている[17]。

　ここでは、カトリックの立場からの分化した体細胞が脱分化によって全能性を回復することの疑問を投げかけたことに対して、iPS 細胞は全能性を持つことがないことを科学的に説明しているのであり、その科学的な説明が、全能性に対する宗教的な生命の意味づけそのものを否定しているわけではない。iPS 細胞研究における全能性をめぐる疑念を現時点での科学的知識によって回避しているに過ぎないのである。つまり、全能性の倫理基準としての役割は依然として存在しているのである。それでは、全能性を倫理問題を捉える基準とすることは何によるのであるか。たとえば、ヒト ES 細胞については次のようにも述べられている。

　……現在の科学的知識は、ヒト ES 細胞は万能性をもっており全能性は持っていないとしているが、AAAS (全米科学振興協会) は「進歩した技術はこれらの細胞を (実際にではないとしても) 効果的には全能性を持つものに変えるかもしれないこと」を認めているのである。ヒト ES 細胞はそれが得られた初期胚と同じ遺伝子をすべて持っている。それは胚になるための外的構造 (胎盤など) をつくることのみを欠いているのである。最終的には、技術はこの欠落を埋めることができるかもしれないのである。それができた場合には、万能性と全能性の仮定された区別は崩壊するのである[18]。

　それでは何が今、この区別を明確にするのであるのか、現在のその区別によって意味を持つ尊厳は何によって与えられているのであるのか。それについては究極的には次のように述べている。

　　神学的には、私は人間の尊厳は究極的には神によって与えられていると信じている。そして、われわれが、神は尊厳を持ってわれわれに対応していることを経験してきたことより、われわれはお互いに尊厳を与えることができるのである。その与えることの結果は、固有であり、生得的な価値としての尊厳がわれわれのために役割をなしているということである。私は神学的に言えば、「神はわれわれの遺伝子地図に関係なくわれわれの誰をも愛しているのであり、そして、われわれも同様にすべきなのである」いうことをもって働いているのである。これは、「愛する者たち、神がこのようにわたしたちを愛されたのですから、わたしたちも互に愛し合うべきです」(『ヨハネの手紙一』4:11、[訳注:新共同訳聖書による]ということの遺伝学的適用である[19])。

　つまり、遺伝子の発現状態によって、存在の倫理的意味づけを与えることはできないことを示し、最終的には生命としての意味づけは「神」によるとするのである。さらに次のような議論もある。

　全能性と万能性の論争は、このような問題のために十分に理解される基準が存在するということを示唆する権威と明解性を持つ科学者によって議論されている。研究に従事する多くの人々は、細胞についての機能優れた特徴についての現在の定義は単純に客観的観察に基づいたことであり、そして、これらの定義に言及することは関連する倫理問題を解決ないし、少なくとも明確にすることができると主張する。しかし、胚の研究の歴史において、または、胚と細胞についての特徴についての現在の標準的な研究においてさえ、実際の明確さはないのである。ヒトES細胞の発見とその機能と特徴についての研究は―ヒトES細胞を用いて作製ないしハイブリッド化された個体の細胞でも同様であるが―多くの問題をまさに提起しているのである。全能性、万能性、そして、クロー

ンや胚を作製するヒト ES 細胞研究の可能性に関する議論から導かれる
もっとも明らかな結論は、社会が、細胞の機能に対して新しい定義を作
り始めることになったということである。誰が、これらの細胞の定義を
洗練し、改善し、そして、具体化するかを決定する過程は、ヒト ES 細
胞研究への支持ないし反対の境界での論戦に含まれる問題を含む社会倫
理的な課題になっているのである[20]。

　これは ES 細胞について述べられていることであるが、ここでの全能
性と万能性の区別と、その意味づけの議論は、iPS 細胞をめぐる全能性
の意味づけにも関わってくる。前述のことより考えれば、ここでの「社
会倫理的な課題」には、欧米における議論に見られる宗教における生命
の意味づけの議論が一定の役割を持っているとも考えることができよう。

6　まとめ

　最後にこれまでの議論をまとめて結論を示しておく。再生医療技術で
ある、ヒト ES 細胞およびヒト iPS 細胞の研究の倫理問題は、全能性を
持つか持たないかを基準として捉えられており、特に iPS 細胞において
は「全能性の喪失」および「全能性の獲得」を含む「全能性の操作」という倫
理問題が新たに提起される。その「全能性」を持つことによって、生命と
しての意味づけがなされることには宗教的な議論が関わっている。つま
り、ES 細胞や iPS 細胞の研究の推進や規制について社会的に議論する
ためには、社会が宗教的な議論に対応する必要がでてくるということで
ある。　　　　　　　　　　　　　　　　　　　　　　　　　（2009 年）

注

1　Joseph Bottum and Ryan T. Anderson, "Stem Cells A Political History," First Things,
November 2008, pp.15–23.

2　大林雅之「先端医療技術の倫理問題は技術的に解決できるか―再生医療を
めぐって―」、『作業療法ジャーナル』42(3)、2008、pp.209-213.（本書第 3 章）

3　Bottum and Anderson, "Stem Cells A Political History," p.22.

4　Ryan T. Anderson, "The End of the Stem-Cell War," The Human Life Review, Fall 2007, pp.80-85.

5　iPS 細胞研究のような高度な科学知識が必要な分野における倫理問題の捉え方は、専門家からの情報提供に依然してしまう傾向にある。例えば、次のものが参考になる。山中伸弥「オーダーメイド万能幹細胞への挑戦　拒絶のない細胞移植療法をめざして」、『実験医学』25（4）、2007、pp.450-454.

6　大林雅之、前掲。

7　中辻憲夫『ヒト ES 細胞　なぜ万能か』岩波書店、2002 年、pp.24-25.

8　Jane Maienschein, Whose View of Life? Harvard University Press, 2003, p.117.

9　ハンス・ドリーシュ（米本昌平訳・解説）『生気論の歴史と理論』書籍工房早川、2007 年。

10　ドイツ連邦議会審議会答申（松田純監訳）『受精卵診断と生命政策の合意形成―現代医療の法と倫理（下）―』知泉書館、2006 年、p.143.

11　National Bioethics Advisory Commission, Ethical Issues in Human Stem Cell Research, University Press of the Pacific, 2005, p.86.

12　*Ibid.*, p.50.

13　*Ibid.*, p.50.

14　*Ibid.*, p.50.

15　松田純『遺伝子技術の進展と人間の未来　ドイツ生命環境倫理学に学ぶ』知泉書館、2005 年、p.77.

16　National Bioethics Advisory Commission, Ethical Issues in Human Stem Cell Research, p.50.

17　Ryan T. Anderson,"The End of the Stem-Cell Wars," The Humen Life Review, Fall 2007, pp.83-84.

18　Ted Peters, "Embryonic Stem Cells and The Theology of Dignity," Suzanne Holland et al. eds., The Human Embryonic Stem Cell Debate Science, Ethics, and Public Policy, The MIT Press, 2001, p.132.

19　*Ibid.*, p.133.201

20　Paul Root Wolpe and Glenn McGee, "Expert Bioethics" as Professional Discourse: "The Case of Stem Cells," Suzanne Holland et al. eds., The Human Embryonic Stem Cell Debate Science, Ethics, and Public Policy, The MIT Press, 2001, p.189.

第5章 先端医療技術における「回復」の意味
——再生医療と「全能性」をめぐって

1 はじめに——医療における「回復」と「再生」

2008年11月に、「16年間冷凍保存のマウス死体からクローン個体作出」(理化学研究所)というニュースが流れた[1]。「死体」から「個体」が誕生するというニュースである。映画の「ジュラシック・パーク」を現実化したような再生医療の技術の成果として受け止められた。しかし、「死体」から「個体」ということは、はたして、死んだ個体が再生したと考えてよいのであろうか。絶滅したマンモスや恐竜を再生することは、個体の「再生」ないし「回復」と言ってよいのであろうか。再生医療技術における「再生」は「回復」ということととどのような関係があるのであろうか。

そもそも医療にとって「回復」とは、とりもなおさず、「健康の回復」であり、「病的状態から健康な状態への回復」であった[2]。近代医学の発展において、自然科学化した医学になっても、病的な「異常な状態」から、取り戻すべき標準的な「正常な状態」への「回復」ということであった[3]。しかし、今日の遺伝子治療、臓器移植、再生医療のような先端医療をみてみると、そこでは、上記のような「健康の回復」や「正常な状態への回復」などとは異なることが起こっているように思われる。つまり、以前には想像もできなかった技術の登場により、医療の目的が、単純に取り戻すべき「ある状態への回復」のような意味ではなく、回復すべき先の「ある状態」がその技術によってもたらされた、ないしは作られた「ある状態」を実現することであるかのようにもみえてくる。すなわち、取り戻すべき「ある状態」ではなく、新たに作られた「ある状態」の実現である。

たとえば、遺伝子治療では、遺伝子を直接操作することがなされる。

そこでは、遺伝子の構造が操作され、もとの状態に戻すという意味での「回復」ではなく、生まれながらに持っている遺伝子に対する操作であり、元の状態への「回復」ではない。すなわち、遺伝子の改変であり、求められる状態をつくり出すということである。そこには、人為的な「生命のあり方」への介入という意味があり、もはや「回復」とは言い難い。

　次に、臓器移植では、もちろん患者個人における病気の問題があり、生まれながら、あるいは、後天的な臓器の病的な変化がある。臓器移植という医療技術は、その患者個人の体におけるもとの状態への「回復」ではなく、求められるのは、他者の臓器を移植し、患者の状態を改善することである。その改善した、患者自身の体は本来の自分の体ではなく、移植した臓器を含む新しいその患者の身体がそこにはある。この意味では、もとに戻るという意味での「回復」ではない。

　そして、再生医療では、どうであろうか。再生医療の登場は、ヒトES細胞 (Embryonic Stem Cell) の作製が成功したことにより一挙に期待が高まった。しかし、他者の細胞からつくり出されるES細胞では拒絶反応の問題がある。そこで、自らの細胞をもとにしたES細胞の作製し、移植医療における拒絶反応の問題を克服することが望まれた。そのES細胞から作られた、目的の分化をとげた細胞を新しい「正常」な細胞として、病的状態になった細胞、組織と入れ換える。それは、望まれる特定の分化した細胞や組織が体の中で再生するとも考えられた。しかし、それはもとあった状態への「回復」につながるのか、また、もともとそこにあった細胞の再生であるか、回復であるかは考えてみる必要があろう。

　本章では、以上のような問題意識にもとに、先端医療では、「回復」という、従来の医療の目的が変質していることを、特に再生医療に焦点を当てて明らかにしてみたい。

2 再生医療における「回復」と「再生」

　そもそも再生医療への注目がなされたのは、1998 年米国において、ヒト ES 細胞の形式方法が樹立され、臓器移植をめぐる臓器不足などの問題に新しい展望を開くものとして期待されたからである。しかし、それにはヒトの初期胚を破壊することが必要であり、また、受精卵の入手方法、ES 細胞からの生殖細胞の作製など再生医療における倫理問題が生命倫理学上の議論の対象になった。そのような中で 2006 年日本の研究者が、米国の研究者とほぼ同時期ではあったが、マウスからの iPS 細胞 (induced Pluripotent Stem Cell)、つまり、体細胞から万能細胞を作り出すことに成功した。さらに、2007 年になり、日本において、ヒトからの iPS 細胞の作製に成功し、人への応用の可能性が一段と高まった。それまでの ES 細胞研究をめぐる倫理問題を「解消」するものと期待されているのである[4]。

　このような再生医療への期待につながる背景には、もともと生物の再生現象についての、プラナリアやヒトデといった生物で、体の一部が失われると、再びもとの位置に再生される現象があり、そのような研究が発生学の一分野として、生物における発生現象の解明などとも関連し研究されていた。そのような細胞、組織、器官、そして、個体の発生のメカニズムの解明が遺伝子の発現機構の解明とも重なり再生医療の研究が発展した。

　そして生物の再生現象に関わる基礎研究が医療技術としての ES 細胞に結びついた。その意味で注意しておかなければならないのは、発生学的な研究の主題である「再生」はあくまでも生命現象という自然現象であることに対して、再生医療における「再生」とは人為的に目的となる細胞・組織を発生させるということである。このことが、再生医療の技術的な意味を把握することにおいて理解しておかなければならないことである。それは臨床的な意味では、患者の体の病的な状態にある細胞や組織の代

わりになる、「正常」な細胞や組織を新たに人為的につくり出し、病的状態から健康な状態にすることである。ここでは、その患者個人としては、以前に持っていた健康な状態に回復するというより、健康な状態になるために、正常な機能を持つ細胞や組織を作製し、健康な状態にするということである。その意味では、その個人の特徴を超えた、一般的な生命現象を対象とする生物学的な意味での正常な細胞や組織を生物学的に再生し、生物学的な意味でのヒトとしての正常な状態を、健康な状態を実現することである。それは、患者個人が以前に持っていた健康な状態を「回復」させることではない。その意味では、そこでの「再生」は、もとの状態への「回復」ではなく、生物学的に正常の機能を持つ細胞を再生させて、患者の体内でその機能を働かせることが目的となる。この意味においては、「回復」とは異なる「再生」の意味に注意しなければならない。再生ということには確かに「ある状態を取り戻す」という意味での「回復」に通じる意味も考えられるが、再生医療においての「再生」は、患者にとっての「ある状態を取り戻す」という意味での「再生」ないし「回復」を意味してはいない。

　そのような再生医療における「再生」や「回復」に関わる議論の問題点は、再生医療をめぐる倫理問題にも大きく関わっていると考えられる。特に、細胞における「全能性」[5]という個体になる能力の「喪失」と「回復」が倫理問題を議論する時の基準としての意味を持っていると考えられるからである。そのような「全能性」の回復、つまり分化した細胞を初期化する(つまり、特定の器官や組織の細胞に分化した細胞を脱分化し、「全能性」または「万能性」を取り戻す、「回復」させる)ことにおける倫理問題が議論されるのである。次に、そのような倫理問題について考えてみよう。

3 再生医療における倫理問題

　ここでは、ES 細胞と iPS 細胞をめぐる倫理問題についてみておこう。

(1) ES 細胞の倫理問題

　ES 細胞をめぐって指摘された倫理問題は主に次の 2 点である。すなわち、「胚の破壊」と「クローン胚の作製」ということである。それぞれについて考えてみる。

① 胚の破壊

　胚の破壊というのは、ES 細胞は胚盤胞という初期胚、人間でいえば、受精後 5 日ほど経過した胚の状態であり、子宮内に着床する段階のものである。この胚は、ゴムボールのように外膜が形成され、内部に、のちに個体本体となる細胞塊が存在する。ES 細胞はその細胞塊の細胞を取り出したものであり、適切な培養条件において目的の細胞に分化させることができるものである。つまり、あらゆる細胞に分化できる機能を持った細胞で、万能性を持った細胞、つまり万能細胞と呼ぶことができる。ここで問題になるのはその細胞をつくるために内部細胞塊から細胞と取り出す、つまり、胚を破壊するということがである。この胚を破壊するということは、個体になる胚を壊すことになる。個体になる存在を破壊することは、人において考えれば、胎児の中絶と同じようなことが行われることになる。この点において、宗教的な観点からも胚を壊すことが条件となる ES 細胞の作製は問題とされるのである[6]。

② クローン胚の作製

　次に、もし ES 細胞の作製は認められるとしても、その ES 細胞を治療において利用することになると、他者の胚から作った ES 細胞は遺伝子が異なることから、臓器移植でも問題となる拒絶反応が起こってしまうということである。そのため、ES 細胞はそれを必要とする患者本人と同じ遺伝子を持った ES 細胞が望まれるのである。それゆえに、患者本人の体細胞を利用した ES 細胞の作製が求められ、その 1 つの方法が核移植によるクローン胚の作製ということである。つまり、患者の体細胞の核を、核の除いた卵細胞(患者が男性の場合は、女性からの卵子提供が

必要であり、患者が女性であれば、自らの卵子を使うこともできる）に移植し、それを受精卵のようにして、胚盤胞まで発生させる方法である。しかし、ここでは、クローン胚を作製すること自体の問題が生じる。我が国のクローン規制法ではクローン胚の作製は禁止されておらず、クローン胚の子宮への移植が禁止対象になっているが、クローン胚の作製には倫理的な問題の指摘が依然としてあるので、慎重な対応がなされてきており、厳しい条件が課せられている。

（2）ES 細胞を胚から作成する倫理問題の回避

　ここで上記のような倫理問題を回避するための技術的方法の議論をみておこう。なぜなら、そこでの議論が胚の破壊に対する問題点を浮き彫りにするからである。

　1つの方法は、胚の破壊を避けるために、1個の受精卵から、正常な個体と ES 細胞の両方を得る方法である。受精卵を8細胞期まで発生させ、その段階で細胞を1つ取り出して、もとの胚はそのまま発生させ破壊しない。取り出した細胞は既成の ES 細胞と一緒に培養することにより ES 細胞とする。これは、米バイオ企業「アドバンスト・セル・テクノロジー」やウィスコンシン大などの研究チームがマウスの実験で初めて成功させた[7]。

　また1つの方法は、核移植に使用する体細胞からの核自体に操作を加え、除核卵細胞へ移植し発生させても胚盤胞より先に発生が進まないように操作しておく方法である[8]。

　上記の2つの方法は「胚を破壊する」ということには当たらないと解釈するのである。後者の方法では、胚を破壊することにはなるが、胚盤胞より発生が進み、個体になる可能性がないということを前提としている。では、なぜ許されるのであろうか、あらためて考えてみよう。つまり、個体になる可能性、これを生物学では、「全能性」というが、全能性を中断させることはないという論拠である。しかし、前者の方法では、8細胞期から1つの細胞を取り、それを ES 細胞にするという方法をとって

いるが、8細胞期の細胞には全能性がまだ存在しているという実験も存在する。また、後者の方法では、最初の体細胞からの核に発生が胚盤胞より先に進まないように操作をするのであり、それは、個体になる可能性、すなわち、全能性を喪失させる操作を加えることである[9]。

　以上のことより、胚を破壊することを避けるとしても、その根幹にある、全能性を喪失させる操作そのものの倫理問題は回避されていないということである。ここで確認できたのは、胚の破壊の問題は、その前提に、全能性の喪失ということが倫理的に問われており、それを回避することにおいても全能性の操作がつきまとっているということである。

4 細胞の「全能性」と「回復」

　以上のような再生医療における倫理問題をめぐる議論の根幹には、ES細胞の作製における胚の破壊という問題、つまり、個体になる可能性になるものの破壊という、人工妊娠中絶の倫理問題に通じる倫理基準が存在している。それは、生物学的には「全能性」という「個体を形成する細胞のすべてのタイプになりえて、かつ個体を形成する能力」を持つことが受精卵や胚を操作してよいかの基準として働いており、iPS細胞の出現はまさにそれを回避するとみなされているのである。しかしながら、iPS細胞は分化した細胞（全能性を失っている）に「全能性」を失うことの逆方向に操作することであり、完全な全能性ではないとしても、全能性を回復させる方向での操作になる。はたして「全能性を回復させること」は倫理問題にならないのか。従来の生命倫理の議論においては「全能性の喪失」が倫理問題として大きく取り上げられてきたのであるが、iPS細胞においては「全能性の回復」が大きな問題になってくる。これは倫理問題ではないのか。ここでは、このような問題を、「全能性の回復」に焦点を合わせ、そこにおける「回復」の意味、そして、生命現象における「回復」の意味を捉えなおすことがもとめられてくるのである。

5 まとめ——「再生医療」において「回復」は可能か

　先端的な生命科学・医学研究の研究は、細胞、組織、臓器の内部に操作の可能性を広げて、臨床場面への応用を可能にしてきた。したがって、患者という個体への医療の発想が、個体内部の細胞や、組織・臓器に向けられている。その表れが、遺伝子治療であり、臓器移植であり、再生医療ということになる、そのことはまた、個体レベルでの概念が個体内部の器官、組織、細胞といった部分にも当てはめられることになった。すなわち、「脳死」、「細胞死」、「再生医療」などのように、従来は人間個体に対して用いられてきた「生」や「死」などの言葉が、十分な吟味のないままに、器官、組織、細胞などに対して使われ、その意味についての皮相的な理解によって、概念自体の変容が行われ、「脳死は人の死か」のような議論がなされている。生物学は、自然の一部である生物、そして人間を対象とするのであれば、生命現象という自然現象に対して、つまり物質レベルのメカニズムを解き明かすことにおいては、「死」という概念の使用についても十分に検討されなければならない。

　しかしながら、現代の先端医療技術は、医療への応用の可能性の中で、「生」、「死」、「再生」などの用語が当然のごとく使用されることになっていて、そのような使用によって起こっている混乱事態を誤解して論じているようにも思われる。

　ES細胞の作製においても、iPS細胞の作製においても、どちらにおいても全能性の「喪失」や「獲得」または「回復」という「全能性の操作」を基準とする倫理問題が提起されていると考えられる。そこには、ES細胞やiPS細胞によって「細胞レベルの再生」を認めながら、「個体レベルの再生」を認めないという、一見矛盾にもみえる論理がある。それはなぜであろうか。つまり、細胞レベルの再生は遺伝子レベルの同一性を前提にした再生であり、個体レベルの再生においては同一性を保証するものを特定することは不可能であるからである。個体の発生には環境要因が大きく

影響していることを無視することはできず、遺伝子が同一であっても個体としての全くの複製にはならないからである。このことは一卵性双生児においても十分認められることであり、人間の場合はそこに人格の相違をみるからである。そのように考えると、「個体の再生」は不可能である。

　つまり、人間個体の再生は不可能であり、人間の回復もあり得ないことである。そして、さらに、人間を個体として発生させる全能性の機能を回復することが倫理問題とされるのは、個人の誕生をなさしめるのは神のみがなせる御業であり、それは人間には不可能なこととされることをわれわれの社会が前提としてきたことにも通じるのである。

（2010年）

注

1　http://www.riken.go.jp/r-world/info/release/press/2008/081104/index.html
2　大林雅之『生命の淵―バイオエシックスの歴史・哲学・課題―』（東信堂、2005 年）。
3　同上。
4　大林雅之「先端医療技術の倫理問題は技術的に解決できるか－再生医療をめぐって」、『作業療法ジャーナル』、42（3）、2008、pp.209 － 213.（本書第 3 章）
5　「全能性」(Totipotency) とは、生物学用語としては以下のような定義がある。「生物の細胞や組織が、その種のすべての組織や器官を分化して完全な個体を形成する能力」（岩波生物学辞典第 4 版、1996 年）。
　また、「全能性」とは意味の異なる用語として万能性（多能性）(Pluripotency) がある。この定義は以下のようである。
　「発生学において、発生しつつある胚の一部がいくつかの異なった発生過程をとり、異なった形態形成を示す能力」（同上）。
　両者が混同されて使用されると、ES 細胞や iPS 細胞の倫理問題を正しく理解できないことがあるので、注意が必要である。
6　大林雅之「再生医療技術への宗教の関わり―ES 細胞・iPS 細胞研究における「全能性」をめぐって―、『死生学年報 2009　死生学の可能性』（リトン、2009 年）。（本書第 4 章）
7　同上。
8　同上。
9　注 4 の文献。

第6章 「全能性」倫理基準の定義をめぐって
——再生医療とくにiPS細胞研究の場合

ES 細胞や iPS 細胞などの幹細胞の作製は再生医療の基幹技術として国家的な研究振興が図られている[1]。特に iPS 細胞の作製は、胚の破壊を伴う ES 細胞の作製とは異なり、新聞などの報道にあるように、倫理的な問題はないとされ、日本発による、世界をリードする研究として、その臨床応用をはじめとする応用の可能性が喧伝されている[2]。しかしながら、ヒトの iPS 細胞研究をめぐっても倫理問題が指摘されている[3]。たとえば、以下のようなものである。

① iPS 細胞を特定の組織の細胞に分化させて、患者に移植した後にがん化する可能性がある。

② iPS 細胞を生殖細胞(卵子や精子)に分化させて不妊の治療に使用することが目指されているが、同一の人の体細胞から作製した iPS 細胞を卵子と精子に分化させ、それらを受精させ、個体にまで発生させることは倫理的に認められるか。

③ 移植医療における臓器不足と拒絶反応の問題を回避するために、動物に人間の臓器を作らせることは認められるか。たとえば、腎臓を作らないように操作したブタの胚に、ヒトの iPS 細胞を移植しキメラ胚(動物性集合胚)とし発生させ、その「ブタ(ブタとヒトのキメラ?)」の体内には、ヒトの iPS 細胞のみに由来する腎臓が形成される[4]が、そのような操作は認められるか。

④ iPS 細胞は個体にまで発生する能力、すなわち「全能性」(totipotency)を獲得する可能性を持たないのか。

以上のような倫理問題の議論において、欧米と日本の間に特徴的な差

違がみられる点は注目に値する。特に、上記④の問題については、欧米では全能性を持つ細胞を破壊することや作製することは倫理的に問題があるとされてきた[5]ことに対して、日本においては、その問題への関心ははなはだ希薄であるようにもみえる。本章で取り上げたい倫理問題とは、この「全能性」をめぐる問題である。

　もちろん、日本においても、ヒトES細胞研究をめぐって、ES細胞が胚を破壊して作製されることから、ヒト胚の倫理的な位置づけについての議論があり、そこでは胚の個体になる能力についての倫理的意味が議論されていたり[6]、また着床前診断をめぐる議論において、特に8細胞期までの初期胚の1割球を取り出して遺伝子検査をすることは、その割球の個体になる可能性により認められないなどの議論も紹介されたことはある[7]が、それらが「全能性」そのものを倫理基準とすることを問題にする議論につながることはなかった。そのような状況は、欧米で生命科学・医学研究をめぐる倫理問題の議論の核心をなすものとして取り上げられていることに比較するとあまりにも特異にみえてくる。

　そこで、本章では、日本での、iPS 細胞をめぐる倫理問題の議論において、「全能性」への言及が希薄であることがどうして起こっているのかを明らかにすることを目的とする。ここでは、まず、生物学的に「全能性」概念がどのような意味で使われているかを示し、それがどのように形成されてきたかを論じる。そして、欧米と日本における「全能性」に関する言及の相違について考察し、特に、日本における、再生医療に関連する法律、研究指針等と、幹細胞研究者の論文を基に論じる。最後に、それらを踏まえ、日本におけるiPS細胞研究の倫理問題において「全能性」が倫理基準となり得ていない理由を明らかにする。

1「全能性」とは何か

(1)「全能性」概念の歴史

「全能性」概念は、19世紀末における発生学の実験に端を発している[8]。1888年に、ルー(Roux)は、カエルの2細胞期の一方の割球を焼く実験を行った。その結果、正常な胚ではなく、半分の胚が形成されたことにより、受精卵の段階でその内部においては各部の形成される部分は決定されていると考え、細胞内においてモザイク性の発生要因の分布があると考えた。いわば、機械論的に細胞内で分化するべき方向性が決定されているとした。これに対し、1893年にドリーシュ(Driesch)は、ウニの2細胞期の胚を2つの割球に分離したところ、各割球から完全な胚が形成されたところから、各割球には、2細胞期になったとしても、それぞれに完全な個体になる要因が存続していると考え、このような細胞にある個体形成能を「全能性(Totipotenz)」として提唱した。

その後、受精からの発生段階における各細胞の全能性の保持の有無に関心が高まったが、一般に全能性は細胞の分化が進むにつれて喪失されるものと考えられてきた。しかしながら、1962年に、ガードン(Gurdon)らが、カエルのオタマジャクシの腸上皮細胞の核を未受精卵に移植して、クローンガエルの作製に成功したことにより、全能性は発生段階において喪失されるのではなく、回復(すなわち脱分化)されることを示した。植物においては、細胞の全能性が存続することは、ニンジンなどの根の細部を培養し、カルスという脱分化した状態になることによって知られていたが、動物では、そのような全能性の理解の一般化は難しいと考えられていた。

そのような状況の中で、1996年に、ウィルムート(Wilmut)らが、ヒツジの体細胞の核を、除核した未受精卵に移植してクローンヒツジを誕生させたことは生物学的常識を一変させたとも受け止められた。そして、2006年に、山中らによって、核移植法によらずに、マウスの体細胞に4

つの遺伝子を導入することにより、多能性を持つ細胞である iPS 細胞を作成したことは驚きを持って迎えられた。このときに、欧米では、倫理問題として議論されたのが、人為的に iPS 細胞に「全能性」を獲得させる可能性についてであった。

　こうして、「全能性」が iPS 細胞をめぐる倫理問題に関連して議論されるようになったのである。それはまた、一個体から個体を形成すること、有性生殖における通常の生殖行動を経ずして新しい個体を得ることになるという問題でもある。人間においては、両性の生殖行為を経ずに子どもが誕生する可能性が現実になったのである。この当時の欧米の議論にはこのような問題についての議論が盛んであった[9]。この後は、iPS 細胞は「全能性」を獲得する可能性はないとして研究が進められてきたが、前述したように、iPS細胞研究において、欧米では「全能性」が倫理基準に関連させ議論されていることは今日においても変わらない。

（2）再生医療研究における「全能性」の生物学的意味

　ここでは、「全能性」概念が現在ではどのように定義されているかを確認しておこう。たとえば、次のように定義されている。

　生物の細胞や組織が、その種のすべての組織や器官を分化して完
　全な個体を形成する能力[10]

　ここで、注意しておきたいのは、「組織や器官を分化」することに加え、それらをもとに「完全な個体」を形成する「能力」を持っているということであり、単なる、個体各部の組織、器官の細胞に分化し発生できる能力ということではない。その意味において、よく比較されるものが、「万能性」ないし「多能性」(pluripotency) である。それは次のような定義がなされている。

　　発生学において、発生しつつある胚の一部がいくつかの異なっ
　　た発生過程をとり、異なった形態形成を示す能力[11]

　「全能性」に対して、発生過程において、胚の各部分が異なる形態を形
成する能力としている。すなわち、全能性に認められた「個体形成」の
能力はないということである。ここで注意しておきたいのは、従来は、
"pluripotency" の訳語は、日本語としては「万能性」が使われ、ES 細胞な
どは「万能細胞」などと呼ばれていたが、最近では、iPS 細胞(人工多能性
細胞)が登場してから、「万能性」よりも「多能性」が使われるようになった。
これは、「全能性」と「万能性」が日本語として区別しがたいことと、両者
の意味の相違が明確にされることなく使われていたことにもあり、その
混乱を避けるために、「多能性」の語が用いられるようになったとも考え
られる。なお「万能性」と「多能性」を区別するために、後者に "multipo-
tency" の英語を対応させる場合があるが、このような場合には、発生過
程において内胚葉、中胚葉、外胚葉が形成された後の各胚葉内での分化
細胞の形成能力を指す語として、「多能性」が使われる場合もある。
　以上みてきたように、「全能性」は、生物学的な意味においては、個体各
部分の組織・器官を構成する各分化細胞を単に発生させるだけではな
く、個体を形成する能力を含めて考えられている。すなわち、「全能性」は、
細胞分裂によって進む発生過程で、各細胞は異なる細胞に分化できる能
力を持っていることだけではなく、それらの分化した細胞をまとめて完
全な個体として形成することができる能力も含んでいるということであ
る。
　それでは、そのような意味を持つ「全能性」が、欧米と日本では倫理問
題に関してどのように議論されているかをみていこう。

2 欧米における「全能性」を倫理基準とする議論

　欧米では、「全能性」は一般に幹細胞研究において、細胞の操作が、「全能性」に抵触すれば倫理的には認められないとするための基準とされている [12]。たとえば、次のように述べられる。

　　全能性は、完全な個体を形成する細胞の能力として定義されるが、伝統的に、発生初期の人間の生命に対する倫理的妥当性を示す基礎として用いられてきた [13]。

　つまり、「発生の初期の人間の生命」として、受精卵や初期胚、またその初期胚を構成する個々の細胞が「全能性」を保持していることによって、倫理的に尊重されることの妥当性があるということである。特に、ドイツにおいて、胚の操作について厳格な制限を課している『胚保護法』では、「生命保護」概念と「全能性」が結びつけられており、「全能性」の定義における「個体になる能力」に倫理基準としての重きを置いていると考えられる。ドイツでの、胚の倫理的な意味づけにおいては、細胞の持つ「全能性」を「個体になる可能性」を重視する「潜在性」説にもとづいて倫理的に尊重すべきものと考えられていた [14]。このような「全能性」の理解に対して、「全能性」は次のように定義されることもある。

　　完全胚、胎盤、羊膜等を形成する分化、導入する能力 [15]

　すなわち、個体そのものを構成する、完全胚の個々の細胞のほかに、個体が形成されるために不可欠な胎盤や羊膜等を形成する能力を含めているのである。また次のような定義もある。

　　個体生成に必要なものを形成し、条件によって個体に必要ない

かなる部分をも形成する能力 [16]

　つまり、「全能性」は、個体を直接に構成する部分的な個々の細胞の形成能力の他に、その個体全体を形成するために必要な部分、つまり胎盤や羊膜などを形成する能力を強調する定義になっている。これに対して、「多能性」(Pluripotency) は次のように定義されている。

　　外部胎盤ないし羊膜以外の胚自体を形成する、いかなる
　　部分をも形成する能力 [17]

　「多能性」はあくまでも、胚 (個体) の部分の形成能力であり、完全な個体を形成するために必要である、その個体外部にできる胎盤と羊膜の形成能力は、多能性には含めないのである。このような多能性と「全能性」を、個体とその外部の「部分」の形成能の相違によって理解する定義は、米国の議論に特徴的で、「全能性」を、胚 (個体) を構成する部分を形成する能力と、胎盤と羊膜等という「部分」を形成する能力を合わせたものとして理解することの可能性が生じてくるということに注意しなければならない。この点については後述するが、日本における「全能性」をめぐる議論には、米国における幹細胞の倫理問題における対応に影響されていることが考えられる。

　その対応とは、米国では、ヒト ES 細胞の作製に成功して以来、その作製に「胚の滅失」が必要であることから、胚の倫理的な位置づけが議論の焦点になり、ドイツなどと同様に、胚の持つ「全能性」ということを倫理基準のようにみなしてきた。しかし、ES 細胞の研究を推進するという要請も一方にあるので、「胚の滅失」を回避するために、技術的な工夫を加えて、「人工生殖細胞」を作製して、それから得た「胚」の「滅失」は倫理的に認められるとするような実験技術の開発に力を入れた面もある [18]。それゆえに、米国では、「全能性」と「多能性」をめぐる議論が深められなかっ

たという経緯もある。

　ここで、欧米での「全能性」の意味の捉え方を整理しておこう。前述したように、「全能性」には、「個体を構成するすべての細胞を分化させる能力」(「能力a」とする)と「胎盤と羊膜等を構成する細胞を分化させる能力」(「能力b」とする)、そして「分化した細胞をまとめて完全な個体を形成する能力」(「能力c」とする)をすべて含むものとして捉えられている。欧米でも、特にドイツでは、「全能性」を能力cに重点をおいて議論し、「全能性」に倫理基準として意味を持たせている。これに対して、米国では、「全能性」を、能力aと能力bを合わせたものとして理解することもあり、ドイツのような「全能性」を倫理基準とするような議論が深まらず、ES細胞における倫理問題に関しては、もっぱら「胚の破壊、滅失」ということにこだわっていたのであり、ES細胞でもiPS細胞に関しても、細胞の持つ「全能性」に関しての議論があいまいになっていたと考えられる。

3 日本における「全能性」への問題意識の希薄性

　ここでは、日本においては、幹細胞研究をめぐる倫理問題の議論で、「全能性」への言及が希薄であるということをみていく。そこでは、資料として、まず、研究者が遵守すべきである再生医療に関する法律、実験指針等を取り上げる。次に、研究者自身が倫理問題をどのように捉えているかについて論文等を手がかりにみていく。また、実験研究者の論文が掲載される学術雑誌において、倫理問題がどのように論じられているかについてもみていくことにする。

(1) 再生医療法および実験指針等における言及

　それでは、日本における倫理問題に関わる「全能性」への言及はどのようなものであるのだろうか。この点をみていこうと考えるが、実は、日本において、ES細胞やiPS細胞に関して「全能性」への言及はほとん

どないというのが実際である。そこで、ここでは、前述した「全能性」の生物学的意味である、特に個体形成の能力に関連した議論をみていくこととする。

　日本では「再生医療等の安全性の確保等に関する法律」（平成25年法律第85号）が制定されて、ES細胞やiPS細胞の研究や技術開発が進められている。また、ES細胞やiPS細胞の使用等における具体的な指針が改訂などされてきており、たとえば、「ヒトiPS細胞又はヒト組織幹細胞からの生殖細胞の作成を行う研究に関する指針」（平成22年5月20日文部科学省告示第88号）においては、「全能性」に関する言及はないが、次のような記載がある。

　　　1条　…ヒトiPS細胞又はヒト組織幹細胞から作成された生殖細胞を使用して個体の生成がもたらされる可能性があること等をかんがみ、当該生殖細胞の適切な管理など生命倫理上の観点から遵守すべき基本的事項を定め、もってその適正な実施の確保に資することを目的とする。

また、

　　　7条2項　生殖細胞を用いてヒト胚を作成しないこと。

　これらのことから、iPS細胞から生殖細胞を作成し、それから個体をつくることは禁止されているが、その倫理的根拠は示されてはおらず、欧米ではその根拠として取り上げられる「全能性」についての言及は全くといっていいほどない。

　また、ES細胞について見てみると、「ヒトES細胞の分配及び使用に関する指針」（平成26年11月25日文部科学省告示第174号）で次のように述べられている。

　　7 条 1 項イ　ヒト ES 細胞を使用して作成した胚の人又は動物の
　胎内への移植その他の方法による個体の作成、ヒト胚及びヒトの胎
　児へのヒト ES 細胞の導入並びにヒト ES 細胞から生殖細胞の作成
　を行わないこと。

　　19 条 4 項　ヒト ES 細胞を使用して作成した胚の人又は動物の胎
　内への移植その他の方法による個体の生成、ヒト胚及びヒトの胎
　児へのヒト ES 細胞の導入並びにヒト ES 細胞から作成した生殖細
　胞を用いたヒト胚の作成を行わないこと。

　ここでも、もっぱらヒト ES 細胞からの生殖細胞の作製、またそこか
らの個体形成を禁じている。ここにおいて、個体形成に関しての、ES
細胞をめぐっての「全能性」についての言及はない。
　以上のように、幹細胞に関する日本の倫理指針に、「全能性」という語
を見いだすことはできないが、それに関わるものとして、「生命の萌芽」
というものがある。たとえば、それは「ヒト ES 細胞の分配及び使用に関す
る指針」(平成 26 年 11 月 25 日文部科学省告示第 174 号)において次のように言
及されている。

　　第 1 条　この指針は、ヒト ES 細胞の樹立及び使用が、医学及
　び生物学の発展に大きく貢献する可能性がある一方で、ヒトの生命
　の萌芽であるヒト胚を使用すること、ヒト ES 細胞が、ヒト胚滅失
　により樹立されたものであり、また、すべての細胞に分化する可能
　性があること等の生命倫理上の問題を有することにかんがみ、ヒト
　ES 細胞の使用に当たり生命倫理上の観点から遵守すべき基本的な
　事項を定め、もってその適正な実施の確保に資することを目的とす
　る。

また、次のようにも言及されている。

　　　　第4条　ヒト ES 細胞を取り扱う者は、ヒト ES 細胞が、人の生
　　　命の萌芽であるヒト胚を滅失させて樹立されたものであること及
　　　びすべての細胞に分化する可能性があることに配慮し、誠実かつ
　　　慎重にヒト ES 細胞の取り扱いを行うものとする。

　要するに、人の「生命の萌芽」とはヒト胚に存するものであり、そのこ
とをもって、ヒト胚は慎重に扱う対象とされるということである。「生命
の萌芽」に明確な定義はなく、「人の生命」の「萌芽」であることは、「人の
生命ではまだないがそれになりつつあるもの（可能性のあるもの）」で、ま
だ「人間の生命そのもの」ではないことの根拠については明確ではない。
要するに、受精卵や初期胚のようなヒト胚は「生命の萌芽」であるので、
それらに対して慎重に扱うように注意喚起しているようであるが、実質
的な意味内容が不明であり、具体的な操作に関する基準を示すようなも
のとなっておらず、細胞操作の具体的な基準にはなっていない。ここに
は、「全能性」のような用語が用いられない理由が読み取れるようだ。

（2）幹細胞研究者による言及

　次に注目したいのは、日本の研究者の「全能性」に対する認識につい
てである。例えば、「全能性」と「万能性」を同義と理解しているのか、「全
能性」を"pluripotency"の訳として用いるように考えられる研究者もいる。
たとえば、

　　　　一方で、増殖が限りなく、体のあらゆる組織になることができ
　　　る幹細胞があり、これを万能性（全能性）幹細胞と言います。幹細
　　　胞が万能性（pluripotency）を持つということは人体のあらゆる組織に

なることができる、ということを意味します[19]。

　また、上記引用文が記載されている文献の「用語集」における「多能性・万能性（全能性）」という項目には次のように解説がなされている。

　　　　多能性と万能性は異なる。iPS 細胞や胚性幹細胞は、多能性を持つが万能性は持たない。iPS 細胞や胚性幹細胞（ES細胞）は胎盤にはなれないからである。胚盤胞の内部細胞塊である胚性幹細胞は、すでに最初の分化を経ている。真に万能な細胞は、受精卵及び分化を始める前の桑実胚までの細胞である。ただ、実験条件に応じて、iPS 細胞から胎盤を含む全細胞を作ることができるため、iPS 細胞は、全能性を持つといってよいかもしれない[20]。

　ここでは、「多能性」と「万能性」との区別はなされているようであるが、「万能性」と「全能性」の区別は明確ではない。また、真意は不明だが、「従来、ES 細胞は pluripotency を有する幹細胞と認識されていたが、近年の研究成果から totipotency を有する幹細胞であることが明らかになりつつある」[21]とする研究者もいる。幹細胞に「全能性」を持たせることに、欧米の研究者は倫理的に敏感に対応する慎重さがみられることとは対照的である。
　さらに、ES 細胞と iPS　細胞の分化能を「全能性」としている論文があるが、その論文の本文では、「発生段階初期の多分化能」としている「分化能」が、ES細胞のみへの言及としてであるが、「受精卵に匹敵する潜在的な多分化能」を有しているとし、種々の幹細胞の特徴をまとめた表（論文中に「表１」として示されている）では、ES 細胞と iPS　細胞の分化能を「全能性」としている[22]。
　次に、再生医療の研究者に近い立場からなされる、iPS 細胞研究に関連する倫理問題についての代表的議論の例としては次のものがあるが、

そこでも「全能性」に対する言及はほとんどない。ただし、iPS 細胞から生殖細胞を分化させて、個体を形成することの問題に対しては次のように述べている。

　　一方、iPS 細胞の倫理問題として、各種メディアでは生殖細胞を樹立することや、それらから個体を生み出すことを禁忌として指摘することが多い。(中略) もちろん技術的な未熟さゆえの危険性は存在しており、初めての応用に際して個体が被るであろう不利益を考えれば、性急な推進は認めるべきではない。しかし、同一の遺伝情報をもつ個体を生み出し、個体の唯一性や生命の一回性という問題を侵犯するクローンと違い、減数分裂という過程を経て生み出される iPS 細胞由来の生殖細胞はクローンと本質的に異なるものである。こちらに関しても、アメリカなどでは iPS 細胞由来生殖細胞による受精実験までは、少なくとも容認されている。
　　　一般に、キリスト教にもとづく生命倫理観は厳しいといわれるが、キメラ胚の作出や生殖細胞作製といった研究や、ヒト ES 細胞研究については、実はキリスト教国であるイギリス、アメリカよりも、日本のほうが厳しいルールを課せられているという現実もある[23]。

　ここでは、欧米における「全能性」を倫理基準とする議論の理解不足か、その議論に対する故意の回避によるためなのか、「イギリス、アメリカよりも、日本のほうが厳しいルールを課せられている」というのは短絡的である。前述の欧米における「全能性」を倫理基準とする議論から明らかなように、そこでは、「個体を形成できる細胞や胚(すなわち「全能性」を持つ)を作製することを問題にしているのであり、「iPS 細胞由来生殖細胞による受精実験」などが容認されているのも、「全能性」を倫理基準とする議論を前提として、個体には発生させないことを条件として、発生させる期

間を限度つけて認めているのである。

　「全能性」に関しては、前述したように、欧米では一般に幹細胞を扱うことにおける倫理基準として議論されているが、米国での「全能性」の議論では、胚(個体)を構成する各細胞と胎盤や羊膜の形成能を合わせた形の細胞の分化能力(能力a + 能力b)を強調していることが特徴的である。これは、個体を形成する能力を含めた「全能性」理解を前提としているとはいえ、米国での議論が影響力を持つと考えられる日本における「全能性」への言及の希薄な点に反映されていると考えられる。つまり、前述したように、「全能性」の能力cに関する議論が深まらなかったことが、日本の研究者に反映し、「全能性」の理解においては、「能力a」に加えて「能力b」が注目され、ドイツのような「能力c」に関しての倫理問題への関心が希薄になり、そのような議論が「全能性」への言及にも反映していたと考えられよう。

---

4 まとめ

　以上みてきたように、欧米では重心の置き方には差違もあるが、幹細胞研究に関して、「全能性」の生物学的意味には、「個体を構成するすべての細胞を分化させる能力」(「能力a」)と「胎盤と羊膜等を構成する細胞を分化する能力」(「能力b」)、そして「分化した細胞をまとめて完全な個体を形成する能力」(「能力c」)が含められて議論されている。ここで注意しておきたいのは、「能力a」と「能力b」は機械論的な理解が可能だが、「能力 c」は機械論的な理解が不可能であるということである。現在の発生学における問題も依然として、個体の形態形成のメカニズムの解明の困難さがある。この「能力c」についての理解において、ヨーロッパ、特にドイツと、米国、そして日本の間に相違が生じていると考えられる。つまり、ドイツでは上記の「全能性」の意味を構成する「能力 a」と「能力 b」、そして「能力 c」を合わせて、「全能性」と理解しているのであるが、米国では、「能

力 a」を「多能性」として理解し、それに胎盤および羊膜等の形成能、つ
まり、「胎盤と羊膜等を構成する細胞を分化する能力」である「能力 b」を
加えて「全能性」とする解釈も見られる。その場合は、「全能性」の意味に
「能力 c」を含めずに理解されている可能性があり、そのような理解が前
述したような日本の研究者の議論に影響し、「能力 c」も加えた意味での
「全能性」の理解がないことが、「全能性」への言及を希薄にしていると
考えられる。そのような「全能性」への不理解がまた指針における「生命
の萌芽」という倫理基準らしき体裁を取って現れているとも考えられよ
う。

（2016 年）

注

1　西川伸一「第 5 章　iPS 細胞の実用化、現在の状況と将来の見通し」、西川伸一（監修・監訳）『山中 iPS 細胞・ノーベル賞受賞論文を読もう　山中 iPS、2 つの論文（マウスとヒト）の英和訳対訳と解説及び将来の実用化展望』（一灯社、2012 年）。

2　同上。

3　拙稿「再生医療技術への宗教の関わり－ ES 細胞・iPS 細胞研究における「全能性」をめぐって－」、東洋英和女学院大学死生学研究所（編）『死生学研究　2009』（リトン、2009 年）、pp.189 － 203.（本書第 4 章）

4　動物性集合胚の作成を認める方向にある。次のものを参照のこと。総合科学技術会議生命倫理調査会『動物性集合胚を用いた研究の取り扱い』（2013 年）。

5　Suzanne Holland et al.,ed.,The Human Embryonic Stem Cell Debate(M.I.T. Press, 2001).

6　山本達「ヒト胚の道徳的地位を問うということ」、福井大学医学部雑誌、6(1・2)、2005、pp.65-77.

7　盛永審一郎「ドイツにおける着床前診断の倫理的視座―「生命の尊厳」―」、『生命倫理』、11(1)、2001,1pp.35-142.

8　阿形清和ほか（編）『現代生物学入門 7 再生医療生物学』(岩波書店、2009 年)、p.67.

9　注 3 の文献。

10　『岩波生物学辞典　第 5 版』（岩波書店、2013 年）。

11　同上。

12　Jane Meienschein, Whose View of Life ?（Harvard University Press,2003)

13　Giuseppe et al., Breakdown of the Potentiality Principle and Its Impact onGlobal Stem Cell Research, Cell Stem Cell, 1(2007), p.153.

14　Thomas Heinemann, 'Developmental totipotency as a normative criterion for defining the moral status of the human embryo,' 日本医学哲学・倫理学会年次大会講演、2014 年 11 月、東洋大学。

ミヒャエル・フックス編著、松田純監訳『科学技術研究の倫理入門』（知泉書館、2013 年）。

15　James B. Tubbs, Jr.,　A Handbook of Bioethics Terms（Georgetown University Press, 2009）.

16　Scott F. Gilbert, ed., Developmental Biology A Conceptual History of Modern Embryology（Springer, 2012），p.52.

17　注 15 の文献。

18　額賀淑郎「米国生命倫理委員会報告書に基づく幹細胞研究の体細胞と生殖細胞の分類基準」、『生命倫理』、22 (1)、2012、pp. 26–33. なお、この論文で言及されている、倫理問題である「胚の破壊」を回避する実験的工夫の具体的な例については、次のもので論じている。

拙稿「先端医療技術の倫理問題は技術的に解決できるのか－再生医療をめぐって」、『作業療法ジャーナル』、42（3）、2008、pp. 209 － 213.（本書第 3 章）

19　注 1 の文献、p.187.

20　注 1 の文献、p.215-216.

21　金村米博「第 4 章　幹細胞医療」、霜田 求・虫明 茂（編）『シリーズ生命倫理学 12 先端医療』（丸善、2012 年）、p.80.

22　中村直子、絵野沢神、梅澤明弘「幹細胞から分化誘導された機能的幹細胞の特性と利用　幹細胞分化幹細胞が満たすべき要件」、『Organ Biology』、21(1):pp.33-41.

23　八代嘉美「3. 再生医療研究における倫理的・法的・社会的課題について」、『実験医学』、33(2)（2015），p.233.

第3部

生命倫理学と死生学の接点

第7章　生死のかたち
——「日本人の死生観」と生命倫理

1　はじめに ——「死生観」とは何か

　「死生観」とは、一般的な理解としては「死についての捉え方、考え方、および、死の対概念としての生への捉え方、考え方」と考えられよう。そうだとすれば、そのような死生観は具体的に「日本人」や「日本の社会」にどのように具現されているのであろうか。これから論じたいことはそのような問いをめぐるものである。

2　「死生観」を「かたち」で知る

　「バイオエシックス（Bioethics）」は日本では、依然として、その訳語である「生命倫理」からの印象を引きずっているからなのか、生命に関する「基本的原理」、「基礎的原理」、はたまた「普遍的原理」を求める議論のように思っている人がいる。そして、生命倫理の議論を「学問」として位置づけようとする人の中にも、基本的に上記のような「基本的原理」を求めるという表現を使いたがる人がいる。

　そのような思いも理解できない訳ではないが、はたして、日本の社会の中に、そのような「生命の基本的原理」なるものが、明示的に示され、開かれた議論の中で展開されてきたといえるような「出来事」をわれわれは有しているのであろうか。バイオエシックスが、日本に紹介されて、30年近くになろうとしており、「生命倫理」の語が新聞などでも堂々と用いられているが、「臓器移植」、「生殖医療技術」などをめぐるニュースが紙面に登場する記事の最後には、相も変わらず「生命倫理が求められる」と

いう常套句が使われている。そこには、どのようなものが求められるべき「生命倫理」であるのかが、微塵も示されないままに済まされている。

　しかし、そのような状況を冷静にみてみれば、そこにこそ日本の社会がどのように、人の「生き死に」について論じているのかがみえてくる。

　ここでは、欧米におけるバイオエシックスの語り方、つまり、宗教的、哲学的、倫理学的な原理、原則などを提示しながら問題を分析してみせるような語り方とは異なる「語り方」があるのではないか、というような観点に立って、最近の日本での議論、特に、「死」をめぐる生命倫理の議論、すなわち、「臓器移植」、「安楽死・尊厳死」、「治療停止」などの議論を見ながら、日本の生命倫理の議論の特徴を示したいと考える。いわば、生死を明示的に議論することではなく、生死をめぐる日本社会の対応にみえる「かたち」を探り、そこにこそ、日本人の生命観が、死と生の「意味」がみえてくることを示したいと考える。ここで、「かたち」とは、「行動様式」、「行為」、「行動」、「振る舞い」を指しており、死と生の「意味」の「概念」的理解を求めることを避けるために用いているのが「かたち」ということなのである。

　しかしながら、このような見方は、従来から文化人類学などの方法としてなされてきたもののようでもある。つまり、死と生をめぐる行動を観察し、記述し、そこに、死と生の「意味」を探る、その意味は、行動であり、構造であり、様式であったかもしれない。

　しかし、そのような方法をここで踏襲しているかどうか、筆者の能力では評価できないが、日本での生命倫理をめぐる「死と生」の議論の限界は、明示的な、言説化される「死と生の意味」を探ろうとしてきたことにあると考えられる。そのようなことを求めてきてしまっていたことが、実は、日本において、社会的に「死と生」に関わる先端医療技術や生命操作技術を社会的に受容することの議論を希薄化させており、実は日本の社会の中ですでに態度決定をしていたことがあるにも関わらず、欧米の議論からみれば、あいまいなままで推移しているのではないだろうか。

　まず、バイオエシックスをめぐる議論における「かたち」ということに注目して、特に、「死」と「生」について、われわれはどのように「対応」し、「振る舞っている」、または「受容している」か、をみていきたい。

3「死生観」と「生命倫理」

　現在の日本の社会においては、「死」についての議論は、「生命倫理」をめぐる議論でなされるものでもある。「臓器移植」、「安楽死・尊厳死」、「ターミナルケア」、「ホスピス」、そして「治療中止」など「死」の医学的判断基準の問題や「死」の意味の問題についての議論においては、従来の「死」についての議論にみられるような、観念的、抽象的、またはあいまいな語られ方は意味を失い、具体的な、即物的な事態への行為を語られねばならことが要求されている。たとえば、「いつ、どのような状況になると死の判定がなされるのか」、「どのような条件が整うと人工呼吸器のスイッチを切ることができるのか、誰が切るのか」などの、具体的な行動の決定が求められるのである[1]。その意味において、現在の日本人の、日本社会における「死生観」を探る1つの手がかりは、いわゆる「生命倫理」の議論と言うことができよう。それゆえに、ここでは、まず、日本における「生命倫理」の議論をみながら、日本人の「死生観」に至る道を探りたい。

4「生命倫理」における、「死」と先端医療技術をめぐって

（1）延命治療
　一分一秒でも生命現象の存続を望むことは、医療にとって長く絶対的なことであった。そのため医療技術は人間の健康維持、生命活動を保持することに向けられた。しかし、人工呼吸器に代表されるように生命活動の存続を目的とする技術の発展は、根治不可能な病気にも向けられ

新たな議論がされるようになった。いわゆるスパゲティ症候群（患者への
無益な医療機器の使用状態）や「生命の質」、「人間の尊厳」などをめぐる議論
から延命治療への批判もされてきた。がん末期患者への治療停止「安楽
死」の条件付き容認などの議論が高まる中、2004（平成16）年2月北海道
で回復の見込みのない患者が装着していた人工呼吸器を外した医師を殺
人容疑で送検するという事態が2005（平成17）年5月に起こったが、2006
（平成18）年8月に嫌疑不十分で不起訴処分になっている。また、2006（平
成18）年3月に富山県の病院で、2000（平成12）年から2005年までに7名
の患者から本人の意思の確認がない状態で人工呼吸器が外されていたこ
とが明らかにされた。この事件をきっかけに、「尊厳死」や「治療中止」の
ルール作り、法制化の議論が高まっている。

　上記のような日本における「延命治療」の、特に中止をめぐる事件と、
その対応には、既成の法律の枠内での議論、すなわち「殺人罪」の観点か
らの対応と、結局は不起訴として、事件の本質である「治療中止」の是非
について問われることなく、問題の本質への言及なしにことが推移し、
それで社会的な議論は終息してしまう。「ルール作り」が課題として提示
されても、議論の深まりはまだみられない。

（2）安楽死／尊厳死

　日本では、本人の意思を尊重し人間の尊厳にふさわしい死という意
味で「尊厳死」という言い方も使われているが、最近では、裁判例なども
あり「安楽死」が再び使われだしている。しかし、その場合では、従来と
異なり、現在では、本人の事前の意思表示が前提となっており、苦痛を
訴える本人の同意なしに見るに見かねて「情けを持って」死に至らしめる
という意味での安楽死ということを今では意味しなくなっている。最近、
議論されるのは、積極的な延命治療を拒否して自然に任せる「消極的安
楽死」ではなく、本人の意思に基づいて、医師が直接的に死に至る処置
を施す「積極的安楽死」の是非である。

　オランダでは1994(平成6)年1月から、条件付きで医師が投薬や注射などにより末期患者本人の意思に基づき積極的な安楽死を行うことを認めるように、埋葬法の改正が行われた。これまでも、医師会で作成した基準に沿っている場合には司法判断で安楽死は容認されており、この法律は現在の慣行に法的根拠を与えるものとなっていた。しかし、2001(平成13)年4月11日に「安楽死法」が成立し、完全に合法的に安楽死ができるようになったといえる。

　次いで2002(平成14)年、ベルギーでも安楽死法が成立し、ヨーロッパではフランスやイギリスでも安楽死容認の動きがある。

　それらの動向に対して、日本では、1991（平成3年）年の東海大学事件、1995(平成7)年の京都府の「国保・京北病院」の事件などを契機に議論がなされてきたが、積極的安楽死の容認には慎重である。ただ、1995年の東海大学事件に対する横浜地裁判決が、日本での基準として示されている。すなわち、①患者に耐えがたい苦痛がある、②患者の死期が迫っている、③苦痛を除く方法を尽くし、代替手段がない、④患者本人が安楽死を望む意思表示をしている、の4条件が示された。

　「安楽死」については、日本ではいくつかの事件を契機に、議論が起こってきた。有名な名古屋高裁の判決の後、東海大事件の横浜地裁の判決はその名古屋高裁の判決を受けて、安楽死を容認するための要件を提示しているが、それに則った安楽死を実行したとの公表はいまだにない。上記のような事件の発覚当初は、担当医の「確信犯」的な説明で安楽死に対する積極的な意義を強調する医師もいたが(例えば、国保・京北病院事件など)、マスコミ報道の過熱化の中で、治療の一環としての、鎮痛効果を目的とした筋弛緩剤の使用などに言及し始め、安楽死の問題をうやむやにしていった。安楽死の本質についての核心に迫ることなく、当事者たちも、周囲も積極的安楽死への理解、支持を抱きながらも、マスコミの取材攻勢の中で、当事者たちも含めて、次第に事なき方向に、議論が向かい、それで終わってしまう。

（3）脳死

　「脳死」とは1960年代に人工呼吸器が使用されるようになって生まれた言葉である。脳は機能していないが人工呼吸器によって肺で呼吸が行われ、心臓は動いている。しかし、一般にその意味するところは「脳が働いていない（死んでいる）」ということから「人の死」までいろいろである。日本においては1997年成立の「臓器移植法」では、脳死状態であることを「人の死」とは直接定義していない。「脳死した者の身体」という言葉を使って「死体」とみなしている。世界的にみても脳死判定基準はさまざまであるが、「脳死」は大別して「全脳死」と「脳幹死」に分けられる。前者は大脳、小脳、脳幹の不可逆的機能停止状態、後者は脳幹だけの不可逆的機能停止状態を指している。日本は前者の意味で「脳死」としているが、臓器移植法ができて以来「脳死」は法的な概念の意味合いが強まり、事前に本人が「脳死状態になったら臓器提供する」ことを意思表示し、かつ、家族が反対しない場合に「法的脳死判定」が行われる。「脳死」の議論は「人の死」が医学的に決められないことを社会に知らしめたという役割も持った。

　脳死状態からの臓器摘出と、その移植の問題については、日本では、1968（昭和43）年に、いわゆる「和田心臓移植」から歴史的には40年ほど（2008年は40年後となる）の歴史を持っているが、議論の深まり、日本の社会としての、事件や脳死下臓器移植問題の議論の深化があったかというと、依然としてその実質は希薄なものといわざるを得ない。1997（平成9）年に脳死下臓器移植の推進派と慎重派の妥協の産物のような、しかし、臓器提供者本人の意思を尊重することを最優先とした、1997年成立の「臓器移植法」の施行をみたが、今日に至るまでの実施例は65例であり（2008年2月6日現在）、また、15歳未満の患者の脳死状態の判定は、法的には認めないという状況が続いており、依然として脳死判定や臓器移植については、法律が成立する以前の問題を引きずっている。法律に

明記された3年後の法改正の問題もいまだなされておらず、15歳未満の患者の脳死判定に関しては、本人の意思の尊重より、本人の意思が不明の場合は家族の同意のみでよしとする案が提案され、1997年成立の臓器移植法の根本理念である本人の意思の尊重が変更されようとしている。しかし、そのような基本的な社会的対応の変更に関する議論も希薄に推移している。

（4）臓器移植の「改正」をめぐって

「臓器の移植に関する法律」（いわゆる『臓器移植法』）は1997年7月16日公布、10月16日に施行された。この法律では前もって臓器提供の意思を書面で表示し、家族の反対がないことを条件に、移植の場合に限って脳死基準による死の判定が行われる。バイオエシックスの観点からは、臓器提供意思表示カード（ドナーカード）などによる本人の事前の自己決定と家族による裁量のバランスが問題となる。この現行法施行後3年をめどに見直されることになっていたが、遺族の書面による承諾や親族の同意による15歳未満および未成年の脳死者からの臓器提供などを骨子とする「臓器移植の法的事項に関する研究班」による最終報告書がまとめられ、現在見直し案が国会で議論されようとしている。

主要な論点は、
①15歳未満の脳死状態からの臓器提供を本人の事前の意思表示なしに家族の同意のみで脳死判定ができるか　②①の議論と関連し、脳死状態から臓器摘出は15歳以上においても本人の事前の拒否の意思表示がなければ家族の同意のみで脳死判定できるか　にある。

2006（平成18）年になり、具体的な改正案が示され始めた。当初は、15歳未満の場合は、家族の同意のみで法的脳死判定できるとする案が議論されていたが、次いで年齢制限をなくし、一律に「脳死は人の死」とするまでにいたった。ここまでくると、「改正」ではなく、「新臓器移植法」の議論になってしまう。個人の意思を尊重する立場からの反対もあり、そこで、

年齢制限を「12歳以上」にする案も出てきた。さらには、脳死判定基準を現状より厳しくする議論もある。しかし、超えられない一線は、「本人の臓器提供意思の確認」にあり、これを超えては「改正」にはならないとも考えられる。しかしながら、議論の方向は、ドナー不足と 15 歳未満での脳死判定の不可能という事態の「深刻さ」の強調の中で、「本人の意思の尊重」の変質という重要問題が正面から議論されずに、日本における「脳死下臓器移植」の新たな段階にいたってしまうということである。

（5）出生前診断をめぐって

　出生前診断の代表的技術には、羊水穿刺、絨毛膜採取の他にトリプルマーカーテストがある。これは妊娠 10 週ぐらいの妊婦の血液を調べることによって、胎児がダウン症や二分脊椎などである「確率」を知るものである。血液の採取のみなので、母体への影響が少なく簡便で、容易に実施できる。そのために、検査結果が安易に人工妊娠中絶に結びつく可能性が指摘されたために、1999（平成11）年7月に、厚生省（当時）厚生科学審議会先端医療技術評価部会出生前診断に関する専門委員会の審議により、「母体血清マーカー検査に関する見解」が出され、検査の説明と実施に当たり配慮すべき事項について具体的な指針を示した。一方、産婦人科医たちは、この検査の結果による人工妊娠中絶の多さに危惧を覚え、ダウン症児を持つ親の団体からの批判もあり、本検査の紹介、説明を自粛する動きをみせた。そもそも日本では、条件づき中絶を許容する母体保護法でも、胎児の条件による中絶の選択（胎児条項）を許してはいない。

　このように、トリプルマーカーテストの導入時に十分に議論がなく、事の重大性が表面化すると対応するという態度を、政府も専門職集団である医師たちもとった。また、このテストの結果から、多くが人工妊娠中絶に走ったという事実は、安易に障害と人工妊娠中絶との結びつけることが暗黙の社会的了解として根強いことを垣間見せたのであった。

(6) 生殖補助医療をめぐって

　2000(平成12)年12月に厚生省(当時)の厚生科学審議会の「生殖補助医療技術に関する専門委員会」が出した報告書で、体外受精に関し卵子、精子、受精卵の第三者からの提供を認める一方、第三者の子宮に体外受精による受精卵を移植することを「非倫理的」として認めないなどを示し、3年後の法制化を検討するとしていた。これを受けて、2001(平成13)年2月に法務大臣も法制化審議会に生殖医療法案と民法改正を諮問するなどの動きがあった。そのような中、2001年6月に、長野県諏訪市の産婦人科医が第三者の子宮を使用した体外受精(代理出産、借り腹)での出産がすでにあったことを公表した。

　このような事態に至って、厚生労働省は厚生科学審議会に「生殖補助医療部会」の設置を決定し、代理出産についての検討を始め、2003(平成15)年5月に第三者からの精子、卵子、受精卵の提供や子供の出自を知る権利を認めるが、代理出産は禁止するなどを示した報告書を提出した。また、2002(平成14)年2月に理事会で代理出産は認めないとの見解を決めたが、学会の倫理審議会で代理出産について検討することとし将来的な容認の可能性も残した。医師資格の授与者である国が新しい医療技術の受容について議論している最中に「私はすでにその技術を使っています」という、その国から資格を受けた医師が現れてくることに、この国は全く対処できないというのが現状である。

　ここには、欧米にみられる医師のあり方、すなわち、医師という専門職集団による自律的な構成メンバーのコントロールの制度が存在していないということが示されている。ここでも、医療における倫理問題に対処するための基本的な社会的基盤が整備されていないことが露呈したというほかはない。また、それを「容認」している、医療の文化的背景も見逃すことはできない。つまり、日本という社会では、医師のあり方が明確な制度的な意味づけを持っているのではなく、文化という文脈での意

味づけが根強いということである。

（7）ヒトクローン胚の「作成」をめぐって

　同じ遺伝子を持つ個体であるクローンを人為的に作成する技術が哺乳類の羊で成功したことが1997（平成9）年2月に報じられ、英国の科学誌『ネイチャー』の表紙を飾ったクローン羊ドリーの姿は世界各国にこの技術の人間への応用に対する早急な対応へと向かわせた。この問題はサミット（先進国首脳会議）でも論じられ、規制へと議論は進んだが、結果的には法的規制は日本が一番早かった。その法律である「クローン技術規制法」が2001年6月6日に施行された。もっともこの生命科学研究に対する初の法律による規制での罰則の対象は、クローン胚の子宮への「移植」ということでありクローン胚の「作成」そのものではなかった。しかし、文部科学省は、これまで、人間の体細胞の核を使ったクローン胚の作成は当面禁止する研究指針を示してきたが、文部科学省の生命倫理調査会は、2004（平成16）年7月に、研究目的のためのクローン胚の作製を認める方針を示した。その政策変更において倫理的根拠が示されたわけではなく、研究振興が優先されたものである。「クローン胚」も1人の人間になる可能性を持った存在であることは明確であるが、そのような問題の深刻さを、社会的に確認することなく、「クローン人間」になることができる「クローン胚」が日本の社会に暗黙の中で受容されてしまうということが起こるのである。

（8）ES 細胞をめぐって

　体外受精によって得られた受精卵の中で、子宮に移植されることなく保存されている受精卵を使って、それを発生させた初期胚から取り出した未分化細胞を、特定の器官や臓器にまで培養できる万能細胞（胚性幹細胞、ES細胞）にすることができる技術が1998（平成10）年に米国で開発された。移植臓器を人為的に培養して作製できれば、脳死状態からの臓

器摘出に絡む問題が解消されることが、万能細胞を利用する再生医療の幕開けになった。

　イギリスは、クローン技術を利用してのヒトの胚研究を認める法案を作り、アメリカはNIH（アメリカ国立衛生研究所）が一定の条件付きで万能細胞作成を認めるガイドラインを定め、先進諸国で初めて公的補助金による助成を決定した。

　日本でも2000（平成12）年2月に科学技術庁が『ヒト胚性幹細胞を中心としたヒト胚研究に関する基本的考え方（案）』（科学技術会議ヒト胚研究小委員会報告案）に関して意見を募集するなど動きがあり、万能細胞とクローン技術の規制は両方をあわせてなされるべきとの議論もあったが、「クローン技術規制法」の法制化が先になった。万能細胞については、2001（平成13）年8月に文部科学省より、研究指針が示された。受精卵という「生命の萌芽」が、体外受精の実施の過程で生じた余剰の「廃棄」されるものとしても破壊されることも倫理的に問題とされた。しかし、再生医療の可能性の期待が優先された形で、条件付きで認める形になった。2002（平成14）年3月に日本で初めてのES細胞の樹立を含む京都大学の研究計画が文部科学省に認められ、その後いくつかの大学での研究計画が始められた。2003年5月に、日本で初めて京都大学においてヒトのES細胞が作成された。また、ES細胞以外にも、筋肉や造血細胞などに見出される体性幹細胞の利用も研究されており、倫理問題の議論が研究振興の中で希薄になることが心配されている。

　以上のように、日本のES細胞研究には、多くの問題がある。余剰胚を利用することの倫理的根拠、そもそものヒト胚の意味づけ、「生命の萌芽」ということが議論の中でどのような有効な意味を持っているのかについて表立った議論がないままにES細胞研究が進められている。これらを解決していくには、もちろん一般国民のES細胞研究への理解が必要であるが、このような専門性の高い問題に対しては、その説明を行う研究者の関与がどうしても必要である。真に、安全性や倫理性の問題を

引き出す ES 細胞の専門的理解が可能なのは研究者本人なのである。この意味でも、国は、ES 細胞の研究指針は作っているが、その指針の根拠への共通認識を形成する努力が必要ではないか。さもなければ、「余剰胚」の利用の承認のような、明確な根拠のない、「他よりはましだ」とする消去法のような、あいまいな同意によって、生命の価値の選択が、明確に意識されることなく社会的に受け入れられていってしまうことになるのではないだろうか。ここで選択された生命の価値は、隠されているということにおいて意識されているのであり、社会的には明確な決断となって実際には機能しているということができよう。

　ES 細胞研究をめぐっては、その後、韓国での論文捏造問題や、体細胞からの万能細胞 (iPS細胞) の作製などの展開があり、めまぐるしいが、根本的なヒト胚の位置付けや胚への操作の問題など、明確な議論がないままに推移しているのが現状である。

5　先端医療技術をめぐる「医療文化」の意味
──文化的文脈において浮かび上がる「生命の暗黙への決断」

　前述したように、日本の先端医療技術をめぐる倫理的対応の議論を批判的にみてきたが、その特徴とはどのようなものであったかの結論はここでは急ぐことはできない。しかし、それらの議論のあり様を、文化的文脈ということで改めて考える必要性があることが示されていよう。欧米の「生命倫理（バイオエシックス）」の議論と比較すると、日本はまだ理論的かつ具体的な議論に欠けている。近年、そもそも、バイオエシックスは、米国という社会の文化的背景で生まれた議論であるという、「バイオエシックスの相対化」の議論がなされている。それは、「文化的バイオエシックス（文化生命倫理）」というカテゴリーも生んでいる[2]。その意味においては、欧米の議論を日本の状況で展開してみるとともに、日本における「生命倫理」をめぐる議論を、改めて日本の文化的文脈においてみて

いくことの意義も十分ある。

　そのように考えてみると、深沢七郎という小説家が書いた『楢山節考』という小説の一場面が思い出される[3]。その小説は、江戸時代の貧しい寒村の暮らしを描いたものであり、一般には、「姥捨て」という、口減らしのために老人が生きたまま山に置き去りにされ、死んで行くという物語で知られている。しかし、筆者の印象に残った場面は、その村で、他の家の食糧を盗んだ一家が根絶やしされる場面である。ある夜、村人たちが、示し合わせて、盗みを働いた一家を亡き者にしてしまい、何事もなかったように、家々に帰っていき、次の日を迎え、また日々の過酷な生活に送るというものである。ここには、前述した、先端医療技術への対応にもみられるような、日本の社会には、生活のために、生命・生活の根幹に関わることには、暗黙の了解の中で、何事もなかったかのように、隠蔽し、隠蔽することによる共有化を果たし、生活していくというような風景が描かれている。

　このような生命への対応、すなわち「生命への暗黙の決断」ともいえることが、前述したいくつかの先端医療技術をめぐる日本の動向に重なってはいないであろうか。その善し悪しはここでは論じないとしても、文化的文脈においてみえてくる「日本の生命倫理」、つまり、日本人の「死生観」の示し方は、欧米のそれとはかなり異なってみえるのではないだろうか。ここから先は、文化相対主義を主張する文化人類学の仕事であるのか、現状の変革を求める運動としてのバイオエシックス（生命倫理学）の仕事であるのか。

　現実に動いている「日本の生命倫理」を文化的文脈において議論することは、「日本の医療」を見つめることであり、その倫理問題を議論することは、すぐにも始めなければならないということである。

6 「日本的」な「死生観」への視点——「かたち」としての「死」

　前述したように、日本の社会において、「生命倫理」をめぐる議論は続けられており、それが、実際の研究や医療の現場に影響を与えていることは否定しないが、その実質において意味を持ちえているかについては希薄であるという印象はぬぐいがたい。その原因は何であるのかを、以下、考えてみたい。そのために、2つの観点から論じていく。すなわち、①何が問題とされて、議論されるのか、②議論の終息は何によるのか、の2点である。

　① 何が問題とされて、議論されるのか

　前述した「死」と「生」をめぐる議論でみられるように、「延命治療」、「安楽死／尊厳死」、「脳死」をめぐる議論にみられるように、まず、問題とされていることが、いくつか混在している。たとえば「延命治療」の議論をみてみると、治療を中止することが、死に至らしめることであるのかということ、また、延命治療の中止の判断を何を基準に下しているかということ、そして、その判断を誰がすべきであるかということの議論が錯綜している。マスコミの問題意識は、通常、医師の個人的な判断が妥当であったか、に向けられることが多い。そこには、マスコミの側にも、医療従事者、特に、医師のパターナリズムを前提にした問題提起になっている。したがって、医師個人の判断に対する是非が問題にされ、そのような問題提起を受けて、医師は個人的な信念などをその行為の判断基準として持ち出してくる。そうなると、それ以上の議論は進まなくなる。なぜなら、その医師の個人的信念の是非が問題となり、医師資格を出す国も、裁判にならない限り法的にも対応できなくなり、答えのないまま社会の中に議論が消えていくことになるからである。上にあげた事例においても、当初は当事者である医師は個人的信念を強調していたが、ことの決着がつかなくなることを避けるために治療の一環としての筋弛緩剤の使用などという問題に変えていく。こうなれば、医師の行為の是非

の判断は、医師の治療裁量権の問題となって、他者の判断は問題になら
なくなる。

　ここでは、バイオエシックスの議論の基本である、患者の自己決定へ
の言及がマスコミの側の意識も低く、バイオエシックスとはならずに旧
来の医師－患者間の議論に終始してしまう。

　上記のような問題意識の中では、議論も、医師の個人的信念、ないし、
キャラクターについての議論が主になり、専門家集団としての医師のあ
り方を前提としての議論はなく、先端医療技術などの受容に関する医師
集団としての規範に議論が及ぶことのないまま、法整備の不十分な中で
立件できないなどの理由での不起訴判断の下で、議論は終息してしまう。

② 議論の終息は何によるのか

　そのような議論の終息は、なぜ起こるのであろうか。そこには、日本
社会における「生き死に」への態度が見事に現れているといえないで
あろうか。すなわち、「黙ってしまう」ということである。それ以上は語っ
ても仕方がない、いや、語る必要のないほどに社会としての態度が決まっ
ているということなのである。当事者もマスコミもそれ以上の議論をし
ないことを決めてしまい、社会も認めてしまう。そこには、それ以上議
論しても始まらないことに気が付くからである。そこでの社会は、個人
の集合としての社会ではなく、個人を生み出す「社会」、つまり「世間」とい
うしがらみが形成する社会である。そこでは、初めから、議論によって
何かを結論付けようとは思っていない。答えは誰もが知っているのであ
る。しかし、それを言ってしまっては身もふたもない。そこで、議論は
始めてみるが、答えは分かっているのである。それを新聞などは、「生命
倫理が求められる」というような謎めいた表現で終息させてしまうので
ある。議論の終息は何によるのか？その答えは、「暗黙の決断」によるの
である。

7　まとめ——「生命倫理」のかたちを求めて

　これまでにみてきたように、日本の社会が「生命倫理」の名の下で議論していることの一端は、確かに「生命倫理」ないし「生命倫理学」と銘打った、さまざまな書物の議論からすれば、それは、欧米に比べ、原理・原則に基づかぬ、あいまいな議論の中で、推移しているようにみえる。しかし、そのようなみえ方の中に、日本の社会の現実対応がなされていることもまた、実相であれとすれば、そこにある「死」や「生」の問題への取り組みを注意深くみていくことも、日本における「生命倫理」学の役割であろう。

　そのような観点での議論を、特に「死」をめぐる、いわゆる「生命倫理」問題についてみてきた訳であるが、そこでみえてきたものは、議論の終息の中で、暗黙のうちに了解されていることに社会が気付き、沈黙の中で、社会としての決断に、意識するかしないかは別として、持っていくというものであったように思える。そこには、日本の社会における、個人の生命や、それに関わる人権や権利の意識が、欧米の議論とは異なるものとして理解されなければならないことも示されているように考えられる。個人の人権や権利の意識を超えるものとしての社会的価値の優先があるように思われる。それは、しばしば、「世間」という名称で言及されるような日本の社会を形成している意味空間が存在しているのかもしれない。人間の生命や人生という個人にとってかけがえのないものと思われていたものが、欧米の個人主義の社会とは異なる社会での意味を与えられているのであろうか。

　この課題に、今ここで、答えを示すことは毛頭できない。さらに日本の社会の中で、「日本人」というくくりができるかどうか分からないが、日本の社会という「世間」で生きる人々が、「生命」に対して、特にその操作技術に対してどのように対応しているのかは、これはもちろん、「生命倫理」の議論であり、その語り方、その実質の理解の仕方については、今、

その探求が始まったに過ぎない。そうだとすれば、日本における「生命倫理学」の課題も十分に意味を持って存在することができるのではないか、というのがここでの暫定的な結論である。

（本章は、拙稿「日本の「生命倫理」と代替医療へ向かう死生観を求めて」、『漢方と最新治療』、16(1)：pp.17-21、2007を大幅に加筆修正したものである。）

（2008 年）

注

1　たとえば、赤林　朗・大林雅之(編)『ケースブック　医療倫理』(医学書院、2002年)。

2　Stephen G. Post（編）（生命倫理百科事典翻訳刊行委員会訳）『生命倫理百科事典』(医学書院、2007 年)、p.1914.

3　深沢七郎『楢山節考』(新潮社、2005 年、初版 1964 年)、pp.65‐75.

参考文献

高橋隆雄・浅井　篤（編）『日本の生命倫理　回顧と展望』(九州大学出版会、2007 年)。
大林雅之『生命の淵―バイオエシックスの歴史・哲学・課題―』(東信堂、2005 年)。
近藤　均(編著)『医療人間学のトリニティー―哲学・史学・文学―』(太陽出版、2005年)。
大林雅之「日本の「生命倫理」と代替医療へ向かう死生観を求めて」、『漢方と最新治療』、16(1)：pp.17‐21，2007.

第8章　医療を求める旅の倫理
―― メディカル・ツーリズムとタランスプラント・
ツーリズムの間にあるもの

1 はじめに

　「医療を求める旅」といえば、古くは「湯治」、ないし「転地療養」などを
思いうかべるだろう。また、海外へ医療を受けに行くといえば、ひと頃
は「性転換手術」などもあった。そして、近年では、「渡航移植」である。
国内で臓器移植をできない場合に、外国に行く。特に日本で15歳未満
の子供に対する脳死判定ができないことから、移植が必要な子供が外国
に子供のドナーからの臓器移植を求め出かけていく。そのニュースはテ
レビなどにも流れている。そのような外国へ医療を求めることは、最近
ではメディカル・ツーリズム (Medical Tourism) という言葉で従来とは様相
を異にして論じられ始めている。しかしながら、これらのような言葉の
もとで論じられることの内容は、想像以上に広い範囲に及ぶものとなっ
ている。そのためか、メディカル・ツーリズムとは、別に、ヘルス・ツー
リズム (Health Tourism)、また移植に関しては、トラベル・フォー・トラン
スプランテーション (Travel for Transplantation) やトランスプラント・ツー
リズム (Transplant Tourism) などの語も使われていて、外国への医療を求め
る旅は多様な様相を示すものとなっている。

　本章では、メディカル・ツーリズムをめぐる倫理問題に焦点を当て
ることとする。特に、臓器移植をめぐる問題を取り上げたい。その考察
を踏まえて、メディカル・ツーリズムにおける医療のあり方の問題点を
考え、メディカル・ツーリズムの視点から、臓器移植のあり方を示して
みたい。

2 メディカル・ツーリズムと臓器移植

　ここではまずメディカル・ツーリズムとはどのようなことを指すのかをみてみたい。

　メディカル・ツーリズムの出現は、近年の海外における医療の「グローバル化」という潮流に影響を受けている。特に、アジア諸国における動向には目を見張るものがある。タイやシンガポールにおいては有力な大学病院が海外からの患者の受け入れを、国を挙げて推進している。また、韓国や台湾、中国、インドにおいても、そのような動きが活発である[1]。これらの新興国に共通することは、社会の近代化が進む中で、科学技術の導入に積極的であり、その中での医療のあり方が、「グローバル化」と、それに伴う経済的利益を視野に入れた「産業化」の中で築き上げられていることである[2]。この点においては、これらのアジアの国々に比較して、早期に、西洋医学の導入を試み、国民皆保険制度の中で、国内的に医療の整備に重点をおいてきた日本とは異なった展開となっている。その意味において、メディカル・ツーリズムに対する日本の対応は「立ち遅れている」という見方もできるかもしれない。この点についてはここでは詳しく触れることはできないが、日本における医療のあり方を、海外のメディカル・ツーリズムの動向に比較して見直すことは重要であろう。

　そのようなメディカル・ツーリズムに関連し、臓器移植はどのように論じられているのであろうか。

　まず、「メディカル・ツーリズム」という言葉について整理しておこう。臓器移植を受けるために海外に出かけることについては、日本語では、「渡航移植」がよく使われるが、この語に対応する英語には、前述した次の2語がある。1つは「トラベル・フォー・トランスプランテーション」であり、また1つは「トランスプラント・ツーリズム」である。日本では臓器移植を求めても臓器提供者が少ないのでなかなか受けることができない。そこで、海外に行くことになる。しかしながら、そこには臓器売

買や、死刑囚からの臓器摘出なども指摘され、倫理的に問題があると批判的に論じられている[3]。外国においても、メディカル・ツーリズムをこのような文脈で取り上げることはあるが、一般に、メディカル・ツーリズムは、前述のように、医療のグローバル化や産業化の文脈で議論されることが多く、そこには、もちろん、メディカル・ツーリズムを推進する国における、国内的な医療へのアクセス権や医療を受けることの格差を生むという議論もあるが、これらは倫理問題というよりも医療政策上の問題として議論されている[4]。

　そのような海外でのメディカル・ツーリズムの議論では、一般的に、海外から患者を受け入れること自体は問題ではない。海外からの患者に条件を付けている国もあるが、拒絶しているとはいえない[5]。むしろ、医療のグローバル化の中では積極的に患者を迎え入れようとしているのである。

　以上のようなメディカル・ツーリズムの議論をみていると、日本における「渡航移植」をめぐる議論は国際的にみれば特異なものにもみえてくる。それは、臓器移植の問題に限らず、最近の海外での代理出産をめぐる問題にも特徴的である。日本人のタレント夫婦が米国で代理出産（ここでは、夫婦の受精卵を第三者の女性の子宮に移植し、妊娠、出産することを金銭授受を前提として行うことを指す）を行い、誕生した子供を日本において実子として出生届を出したが認められなかった事件がある。また、インドで同じく代理出産を依頼した日本人医師夫婦が、離婚したため、現地の法律によって子供を日本に連れてくることができなくなった事件などもある。これらに対しては、なぜ日本では代理出産が実施できないのかという議論や、そもそも海外まで行ってそのような「医療」を受けることへの批判もある。このような議論の背景には、日本でもできる技術をなぜ日本では実施しないのかを問うものや先端医療技術の受容に対して日本の社会がきちんとした対応ができないことへの批判もある[6]。

　そのような議論の中で、特に注目しなければならないのは、最近起

こった、いわゆる臓器移植法の改正問題である。ここでは、メディカル・ツーリズムに関連しての問題が大きく影響している。

　日本において、1997 年にそれまでの臓器移植をめぐる賛否両論の議論の中で、どうにか成立した日本の臓器移植法の問題点は、15 歳未満の子供の脳死判定ができないとしていたことであった。いかにそれができるようにするかが、改正に向けての論点であった。日本では子供が移植医療を受けられない。特に子供からの臓器移植に限られる心臓移植ができない。また、脳死判定は臓器提供者本人の「事前の提供意思」を前提としていたので、そのためだけとは言えないが、臓器提供者が少なく、したがって肝臓移植などでも、海外への渡航移植も続いている。また、日本は外国に比べ生体肝移植が多いという特徴も示している。日本での臓器移植を推進したい人たちは、渡航移植を批判的に取り上げていた[7]。そして、その根拠としては世界的な臓器不足も指摘されている。海外の善意にすがり、移植を受けに行くこと自体を批判する論調にもなっていた。そのような批判が勢いを持って、本年(2009年)の夏に日本において、臓器移植法の改正が行われた。その推進者たちによって、世界的な臓器不足の中で、WHO (世界保健機構) が渡航移植禁止を加盟国に求めるということを決議するという動きが大いに喧伝されたのである。その原動力となったのは、2008 年に国際移植学会が示した「イスタンブール宣言」というものであった。それでは「自国で脳死や心臓死からの臓器提供を増やし、自国で臓器移植を行うように努力するべきである」[8]というものである。

　以上のような動向が日本における臓器移植法の改正を促した面は確かに否定できないが、そもそもイスタンブール宣言にはそのようなことが書かれてあったのであろうか、という指摘もある[9]。世界のメディカル・ツーリズムの流れの中で、そのような海外の患者を受け入れないというようなことが、国際的に認められるのであろうか。このことを考えるためにも、次にそのイスタンブール宣言をみてみよう。

3 イスタンブール宣言における「倫理」の意味

　前述したように、日本における臓器移植法の改正を推進した人々のよりどころは、イスタンブール宣言と、その影響下においてなされるとされていた、WHOの「渡航移植の禁止」の決議である。つまり、「世界的な臓器不足」がある中で、各国は自国民の求める臓器移植ためには、その国内に提供臓器を求めるべきであるという、いわば「一国自給自足主義」によって解決しなければならないというものである。そのような「倫理的態度」をはたしてイスタンブール宣言は求めていたのであろうか。詳しく文面を検討してみよう。

　まず、今回のイスタンブール宣言には、2004年にWHOの決議が引用されている。そこでは、WHOは加盟国に「ヒトの組織と臓器の国際的な取引の問題の拡大への注意も含め、トランスプラント・ツーリズムと、組織と臓器の販売からもっとも貧しく、弱い立場にある人々を守るための手段を講じること」[10]を求めている。ここでのトランスプラント・ツーリズムとは避けるべきものとしているのであるが、イスタンブール宣言では、海外で移植医療を受けることには、2通りに分けているのである。

　移植のための旅行(トラベル・フォー・トランスプランテーション、Travel for transplantation)は、「移植の目的のために、法的な境界(支配地域の境界)を越えて、臓器、ドナー、レシピエント、または移植の専門家が移動することである」とし、移植のための旅行がトランスプラント・ツーリズムになるのは、前者に「臓器売買(取引)かつ／またはトランスプラント・コマーシャリズムが含まれるか、資源(臓器、専門家と移植期間)が、自国の住民のための移植のサービスを準備するためのその国の能力を害するように、国外からの患者に移植を提供することに向けられた場合」[11]であるとしている。つまり、海外から来た患者に移植医療を施すことを禁止してはいないのである。禁止されるのは、トランスプラント・ツーリズ

ムであり、これは、臓器売買とトランスプラント・コマーシャリズムの両方か、どちらか一方が絡んでいる場合をいうのであり、渡航移植自体を禁止しようとするものではない。そこでのトランスプラント・コマーシャリズムとは、「物質的利益のために買われたり、売られたり、利用されることを含むような、商品としての臓器が取り扱われる政策ないし行為のこと」[12]とされている。

　また次のようにもいっている。「非倫理的行為は移植のための臓器の世界的な不足ということにもよっている。これゆえに、各国は、臓器の機能不全を防ぐプログラムを実施し、自国の住民による、または周辺諸国の協力によるドナーから、その国の住民の移植のニーズに見合う臓器を準備するように努力すべきである。」[13]

　ここで言及される非倫理的行為は、かならずしも世界的な臓器不足によるだけではないということを含んでいるのであり、各国は自国民の移植ニーズに対して、自国での臓器の機能不全に対する予防や、周辺諸国との協力関係を求めているのである。したがって、日本における臓器移植法の推進論者が述べているような偏狭な「一国自給自足主義」を主張しているわけではない。

　またイスタンブール宣言は、各国に海外から来た患者への配慮についても言及している。すなわち、「国外ないし法的境界外からの患者への対応は、自国の住民のための移植サービスを準備するその国の能力が害されない限りにおいて、受け入れられ得る」[14]としており、ここでも、渡航移植を排除していない。確かに、イスタンブール宣言には「自給自足」の語も使われているが、それは、国内の医療政策や周辺諸国との協力を前提としてのことである。

　以上みてきたようにイスタンブール宣言では、渡航移植自体を禁止、排除しようとはしていない。それゆえに、日本において、臓器移植法改正を推進した人々の根拠はイスタンブール宣言の誤解にもとづいていたといえよう。改正に関しては依然として批判の議論は続いているのであ

り、国会での審議時間の短さや衆議院解散をめぐるどさくさでの拙速な改正であったことへの批判は免れないといえよう。しかし、世界的な臓器不足の中で、そして、医療のグローバル化をうけて、メディカル・ツーリズムの観点から、今後、臓器移植医療はどのように進められるべきかについて次に考えてみる。

4　メディカル・ツーリズムにおける渡航移植の可能性

　前述したように、世界的な移植医療の動向は、一国自給自足主義によってのみ、世界的臓器不足、臓器売買や臓器の闇取引を解決しようとしてはいないのである。それではいかに臓器移植は進められるべきであろうか。

　まず、現代の医療における、移植医療というもの自体の位置づけが必要であろう。もちろん、現時点においては移植医療によって人生を生き延びることが可能である人たちが存在することは確かであり、その人たちを見捨てることはできない。しかしながら、臓器移植は、拒絶反応という生命現象上の避けられない問題がある。それゆえに、移植医療は、人間の生体が持つ「正常な機能」を回復させるような医療技術とはいえない。そうであるとすれば、移植医療を過渡的な医療技術と考えざるを得ない。それゆえに、人工臓器や、そしてイスタンブール宣言にもあるように、臓器不全に対する予防策などの研究開発にもより積極的に取り組まねばならないのである。それでは、悠長すぎるという批判もあろう。そこで考えられなければならないのは、臓器移植の一国自給自足主義ではなく、メディカル・ツーリズムによる、医療のグローバル化の中での対応である。

　メディカル・ツーリズムの観点から、移植医療を過渡的な医療として認め、継続していくには、一国自給自足主義ではなく、WHOを中心とした国際臓器移植ネットワークを模索すべきであろう。もちろん、各

国の臓器移植に関する法律や文化的差異を認めた上での対応が必要である。たとえば、臓器移植の意思表示法としてのオプト・インとオプト・アウトの相違などを、医療における死生観などの文化的側面として認めつつ、国際的な臓器移植を進めていくことが求められる。ある国の法律からみれば、他国の対応は不平等、不公平にもみえるかもしれないが、国際的な臓器移植のネットワークを確立することによって、臓器の不正取引や臓器売買が国際的な監視体制におかれて少なくなる可能性もある。そのような中で、世界的なレベルによる臓器移植のあり方ができていくことを期待するまでの寛容さも現代に生きるわれわれには必要であろう。深刻な事態になっている患者やその家族にとっては待ちきれない事態でもあるが、そのような人たちの状況が、一国自給自足主義による施策によって解決されないことは明らかである。

　しかしながら、医療のグローバル化においては、医療の産業化、そして、そのような自由市場経済に医療を任せてしまうことによる、医療を受けることへの格差や差別も指摘されよう。このことが、メディカル・ツーリズムにおいて論じられるべき倫理問題であるが、それが、トランスプラント・ツーリズムにおける非倫理的行為につながっていることも考えられ、そこにメディカル・ツーリズムの問題点があることをここでは指摘するにとどめておき、別に論じなければならない課題である。

5 まとめ

　医療のグローバル化と産業化の中で論じられるメディカル・ツーリズムは、国内での医療の充実・完成を目指してきた、日本の医療にとってはなじまないものでもある。つまり、海外へ医療を求めることを批判することは、海外からの患者の受け入れに慎重になることでもある。そのような医療のあり方は、メディカル・ツーリズムにもなじめないことになるのである。しかし、国際的なメディカル・ツーリズムに向けての

動向は急展開している。特に、アジアの新興諸国はメディカル・ツーリズムを国策として推進している。そのような中で、臓器移植の問題にみられるような「一国自給自足主義」に固執することは、その問題の本質を見誤るばかりか、今後の日本の医療のあり方を見失う一因にもなるように思われる。　　　　　　　　　　　　　　　　　　　　（2009 年）

注

1　真野俊樹『グローバル化する医療』（岩波書店、2009 年）、pp.7‒53.
2　同上、pp.55‒84.
3　香川知晶『命は誰のものか』（ディスカヴァー・トゥエンティワン、2009 年）、pp.207-212.
4　ニューズウィーク日本版編集部（編）『ここまで来ている医療の現場最前線』（阪急コミュニケーションズ、2009 年）、pp.96‒115.
5　相川厚『日本の臓器移植』（河出書房新社、2009 年）、pp.154-156. イギリスは外国からの患者を EU 加盟国の国民であるかによって制限していることが示されている。
6　大林雅之「日本の「生命倫理」と代替医療へ向かう死生観を求めて」、『漢方と最新医療』、16 巻、1 号（2007 年）、pp.17‒21. 日本の先端医療技術への対応についての特徴が述べられている。
7　相川、前掲、pp.141-166.
8　同上、p.165.
9　小松美彦「臓器移植法改定 A 案の本質とは何か　「脳死＝人の死」から「尊厳死」へ」、『世界　2009 年 9 月号』（岩波書店、2009 年）、pp.47‒53.
　　香川、前掲、p.233.
10　臓器取引と移植ツーリズムに関するイスタンブール宣言（国際移植学会、2008 年 5 月 2 日、イスタンブール）（翻訳 日本移植学会アドホック翻訳委員会）、http://www.asas.or.jp/pdf.istanblu ‒ summit200806.pdf、ここには、英文と和文が示されているが、本論文中の引用文の翻訳は引用者による。p. 1.
11　同上、pp.3‒4.
12　同上、p.3.
13　同上、p.2.
14　同上、p.5.

補遺　臓器移植法改正と死生観

　この1ヶ月ほどの間に、日本における「生命倫理」をめぐる議論のあり方が鮮やかに示された。それは、議論のあり方といっても、その内容に際立った特徴があるということではない。日本の社会における「生き死に」に関わる動向の特徴を示したということである。

　始まりは、1ヶ月ほど前のことである。2009年6月18日は日本の生命倫理学史における記念すべき日になろう。衝撃的なニュースが流れた。いわゆる「臓器移植法」、正式には「臓器の移植に関する法律」の改正について提出されていた4案のうちの「A案」が衆議院で可決されたというニュースであった。1997年に、「臓器移植法」が日本において施行されてから、15歳未満の脳死判定を行うべきか否か、「子供の脳死状態」からの臓器摘出はいかに行われるべきか、の問題が提起され続けていた。

　衆議院採決の事前の予想としては、大手各新聞の論調も、従来の年齢制限をなくし、本人の臓器提供意思が不明な場合は、家族の同意のみでよしとする、子供の脳死下臓器移植の道を大きく広げるA案と、15歳以上の脳死判定については現行法のままとして、15歳未満の子供の移植へも第三者の関与によって道を開くこととしたD案のいずれかになるのではないか、との予想があった。ただ、どの案も賛成票の不足で不成立となり、廃案になってしまうのではないかとの懸念も示されていた。

　しかし、実質8時間の委員会での審議を経て衆議院の本会議でなされた投票では、まず採決されたA案があっさりと、賛成票が反対票を大きく上回り、可決されてしまった。それと同時に、B、C、D案は、採決されることなく廃案とされてしまったのである。これには、その直後のニュースなどでも意外な感じがあることも示されていた。もっともA案を推進していた、自民党の議員は根回しが功を奏したこと、A案に躊

踏していたとされる議員は、実は初めからA案に賛成であったのであり、D案には理解を示していた程度のことであるというコメントを述べていた。このような事態について、意外性とともに、子供の移植の道が開かれたとのことが一段と強調されるなど、報道の論調は大きく変わってきた。すっかり、A案に賛成か反対かの二者択一の議論になってしまっていた。採決以前に4案をめぐる議論において示されていた各案の問題点などの議論を深めることなどは消えてしまったという印象である。

　なぜこのような事態になったのであろうか？このことは、日本における生命倫理をめぐる議論の問題点を如実に示した出来事であったことを以下論じてみたい。

　小生が、最近、日本の生命倫理をめぐる議論について案じていたこと、またその特徴的なあり方が思いがけず、この事態で実証されたようにみえた。小生は、近年ことある毎に、日本における、脳死下臓器移植、生殖補助医療、出生前診断などの先端医療技術の倫理問題をめぐる議論は、欧米の議論のような、明示的な原理・原則、学説を踏まえたものとはかなり異なるのではないか、そして、そのような議論のあり方とは異なる対応が実は日本にはあるのではないか、と論じていた。その日本における『生き死に』をめぐる対応を示す例として取り上げてきたのが、深沢七郎の小説『楢山節考』にある一場面である。この小説は、貧しい寒村の暮らしを描いたものであり、一般には、「姥捨て」という、口減らしのために老人が生きたまま山に置き去りにされ死んで行くというものを描いたことで知られている。しかし、ここで言及したい一場面は、その村で、他の家の食糧を盗んだ一家が根絶やしにされる、次のような場面である。

　ある夜、村人たちが、示し合わせて、盗みを働いた家に押しかけ、その一家全員を生き埋めにする。そして、何事も無かったように、家々に帰っていき、次の日を迎え、また日々の過酷な生活を送るというものである。他の家の食糧を盗むことは村にとって最もなしてはならぬことである。その重い罪を重ねる一家への報復は、また見せしめでもあるが、

ここには、生活のために、生命・生活の根幹に関わることには、暗黙の了解の中で、一家皆殺しということも許容し、何事も無かったかのように隠蔽し、隠蔽することによる共有化を果たし、生活することが描かれている。

　このような生命への対応、すなわち「生命への暗黙の決断」ともいえることが重要なのである。これは、何も昔の日本において特徴的であったことではない。今日の先端医療技術をめぐる日本の動向に重なってはいないであろうか。たとえば、出生前診断、特にトリプルマーカーテストが広まり、その結果が人工妊娠中絶に結びつけられていったことなどに示されている。その広がりと、あまりの広がりに対して示された国や医師たちの反応などである。その善し悪しはここでは論じないとしても、文化的文脈においてみえてくる「日本の生命倫理」は、欧米のそれとはかなり異なっているのではないだろうか。そして、7月13日である。参議院で改正臓器移植法案のA案が可決されてしまった。衆議院でのA案の可決後、B、C、D案が廃案になった。参議院では、A案に、脳死を人の死と前提することを避けるために、臓器提供をする場合に限って人の死とするということを加えた修正A案と、「こども脳死臨調」の設置を求めたE案も提案された。解散をめぐる政局の影響もあったとされ、A案への賛否の議論の折衷案としての修正A案の可決も予想されたが、参議院でのその採決に要する時間的問題が懸念され、A案が可決され、成立ということになったとの報道もある。

　しかし、ついに15歳未満の子供からの臓器摘出と移植が可能になったとの意見がある一方、長期脳死といわれる子供を持つ親の心配の意見、また小児科医たちの子供の脳死判定への対応の戸惑いなど、衆議院でのA案可決以後も指摘され続けた問題点に十分に参議院で議論されないままに、日本は臓器移植への対応について新しい社会になってしまったのである。2009年7月13日もまた日本の社会にとって忘れられない日となった。とはいえ、改正法の実際の施行は1年後である。それまでに史

的された問題点について議論が続けられなければならないことはいうまでもない。

(2009 年 7 月 16 日)

第9章　PEG施行における「患者の事前指示」と「家族の希望」
──生命倫理学の立場から

1　はじめに

　経皮内視鏡的胃瘻増設技術 (PEG) という医療技術が医療現場にさまざまな倫理問題を投げかけている。なぜ、このように胃瘻をめぐって今日さまざまな問題が指摘されているのであろうか。その原因の1つとして考えられるのは、技術使用の目的の多様化が挙げられよう。何の目的でその技術を使用するのか。胃瘻の技術は当初、何よりも「小児の延命」を目的として小児医療に導入されたものであるが、その目的から離れ、高齢者や認知症の患者へと対象を拡大し、その技術が多様な目的において使用されてしまっていることが今日の状況を生んでいるとも考えられる。本章では、まず、筆者に求められた「生命倫理学の立場」について述べてから、次に医療における倫理問題とはどのようなものとして捉えたらよいのか論じて、それを踏まえて、本章に投げかけられた本題である「PEG施行について患者の事前指示と家族の希望が異なる場合」の倫理問題について考え、具体的な対応策を示してみたい。

2　「生命倫理学の立場」とは何か

　今日、日本における「生命倫理学」ないし「生命倫理」の名の下になされる議論は、先端医療技術の社会的受容や規制の問題などのテクニカルな議論から、いまだ、新聞などで記される「生命倫理が求められる、確立される必要がある」という意味での、生命を論じるための何かの倫理的原理のようなものを求める議論まで非常に幅が広い。また、近年では、

従来は「生命倫理(学)」の名称とともに議論されていたテーマが、「臨床倫理(学)」、「医療倫理(学)」、「看護倫理(学)」、「ケアの倫理(学)」などの名称を伴って論じられてもいる。それらの境界設定がきちんとなされているかは疑問であるが、そのような「専門分化」によって「生命倫理(学)」の議論が、iPS細胞のような先端医療技術をめぐる倫理問題と研究指針の関係を論じることに「矮小化」されているという印象が筆者にはある。本章における「生命倫理学の立場」とは、そのような「専門分化」の一分野としての「生命倫理学」ではなく、米国で成立、発展してきた「生命倫理学」すなわち「バイオエシックス」の歴史的展開の中での中心テーマである「患者中心の医療」に沿った立場である。そのような歴史の展開から、「インフォームド・コンセント」や「倫理委員会」の議論がなされ、「医師のパターナリズム」から「患者のオートノミー」の尊重へと移り変わってきたことを受けて、「患者の権利」、「患者の意思」が十分に尊重されているかということを考えていく立場である。

3　倫理問題とは何か

　次に、本章では「倫理問題」とはどのように捉えるのかを述べておきたい。倫理問題は通常ある事態に対して「いかに対応すべきか」が問われることになる。特に医療の場面においては、「何をなすべきか」という問題になる。そのときに、そこで、何かをなすべきである登場人物が「なすべきことの前提」にするものが、登場人物である患者、その家族、医療従事者らが前提とする「価値」である。ここで「価値」が一致していれば基本的には倫理問題は生じない。すなわち、倫理問題が生じるのは、複数の価値が対立している、つまり、当事者間で「優先する価値」、分かりやすくいえば、「大切にしたい価値」が対立しているという問題構造を持つものと考えられる。それゆえに、そこで求められる対応とは、その諸価値の中から、1つの価値を選ぶことである。つまり、複数の価値が対

立していることが倫理問題であり、その対応はそこで特定の価値を選択
することであり、その価値に基づく行為を行うことである。しかし、そ
こで選択された価値、それに基づく行為を、「正解」とはいえない。それは、
万人にとっての正解ではない選択、つまり「決断」といってもいいような
対応であることを確認しておきたい。そのような「決断」こそがわれわれ
にとって「倫理」的態度なのではないかと考えるのである。

4 事例と、その倫理問題の所在

本章において、対応が求められた事例は次のようなものである。

事例：
70 歳代の男性、脳梗塞により意識不明の状態。
患者は「自分が判断能力を失った場合、PEG・水分補給を含めた一切
の延命措置を拒否する」という内容の事前指示書を作成していた。
家族は、今後患者の意識が戻る可能性が少しでもあるならば、胃瘻を
造設して1日でも長く生きてほしい、と希望していた。
胃瘻を造設すべきか？

まず、この事例について整理しておこう、そのための方法としては、
次の「倫理的判断決定の方法」を取りたい。ハワード・ブロディの方法を
参考にした倫理的判断決定(Ethical Decision-Making)の方法は次のような5
つの手順で進められる。

① 事実の確認
② 問題の確認
③ 倫理的に優先させるものの確認
④ 選択可能な行為の判断
⑤ 行為の決定

それぞれについて簡単に解説し、本事例について考察していきたい。

① 事実の確認

　まず問題を捉えるにはその問題の事実的状況を確認することである。ここでは、「医学的事実」と「社会的事実」とに分けて整理しよう。

　医学的事実には、どのような診断がなされているか、どのような治療法が考えてられているのか、そして、予後はどのように判断されているのか、などで、これらを確認することが重要である。

　次に、社会的事実であるが、これには、本人の希望、家族との関係、社会的立場などをプライバシーに配慮して確認しておくことが、患者中心の医療を進めるにあたり重要である。

　本事例について考えてみると以下のようになろう。

医学的事実：患者は 70 歳代の男性。脳梗塞により意識不明。予後に
　　　　　　ついては不明。

社会的事実：患者の事前指示がある。「判断能力を失った時には
　　　　　　PEG・水分補給を含めた一切の延命措置を拒否」と
　　　　　　いう内容。
　　　　　　家族は患者の意識が回復する可能性があるならば胃瘻
　　　　　　造設を希望。

② 問題の確認

　次にどのような問題であるのかを確認しなければならない。倫理的判断決定の問題であるからには、倫理的問題が重要なのである。倫理的問題とは、問題に複数の価値が関わり、その解決にはその複数の価値から１つを選択することを迫られる問題として考える。

　本事例では、患者は「生物学的延命」よりも、積極的治療を拒否し、「自己決定」の尊重を望んでいる。それに対し、家族は、患者が意識回復するという条件で胃瘻造設を希望し、延命を望んでいる。医療者からは、意識回復の可能性についてどのように説明されているか不明であるが、

状況的には医療者側は、事前指示書の存在によって、患者意思の尊重と家族の同意を望んでいると考えられる。以上より、複数の価値の対立の構造が存在し、倫理問題になっていることは確認できる。

　③ 倫理的に優先させるものの確認

　複数の価値とはどのようなことであるのか。それには次のような価値が含まれる。すなわち、生物学的生命、経済的利益、社会的利益などである。われわれは明確に意識されていない場合も多くあるが、行為の選択にはその行為を可能にする価値が存在しているのである。

　本事例で次のように各当事者が優先している価値を整理することができよう。

患者：自己決定、積極的治療による延命の拒否

家族：患者の意識の回復と延命

医療者：事前指示書の尊重、患者の意思と家族の同意

　④ 選択可能な行為の判断

　それでは上記に挙げた価値を前提としてどのような行為が選択肢として提示されるのであろうか。たとえば、「生物学的生命」からは「積極的治療」、「経済的利益」からは「治療中止」、「社会的利益」からは「適切な資源の配分」というように、それぞれが導き出されるということになる。

　本事例では、具体的な行為としては、胃瘻に関しての対応で、患者は胃瘻造設拒否、家族は胃瘻造設希望、医療者は、胃瘻造設のするかしないかは患者・家族の判断に従って行う。

　⑤ 行為の決定

　そして、最終的な段階としてなされるのが、複数の行為の選択肢から1つを選択する、決定をするということであり、ここでは、その判断主体が個人であれ、集団であれ、機関であれ、客観的にみての正解というものはなく、まさに決断ということになる。つまり、選択した行為の前提とされた価値を選んだ個人、集団、機関、社会の決断になるということである。これが、「倫理的に生きる」ということの実相である。そ

のような価値を認める生き方を選んだということである。このことの意味は大きいが、実際にはそれが意識してなされているとはいえない場合が多いであろう。生命倫理学の議論は個人にとっても、社会にとってもそのような意味を持つことをもっと意識されても良いように思われる。また、生命倫理を議論する場合はそのようなことがもっと意識される必要がある。

　本事例での問題は、胃瘻造設に関しての患者の事前指示書の尊重するか否かの問題であるので、本章において最終判断はできない。家族がどうして意識回復の可能性を持っているかについては、医療者から説明がどのようになされたかが明らかにされなければならない。事例における、医学的事実について情報の不足については補うことが必要であろう。

　以上について整理してみると**表**のようにまとめることができよう。

表　当事者における「行為」と「優先する価値」

	行為(望んでいること)	優先する価値(大切にすること)
患者	事前指示の尊重 胃瘻造設の拒否	自己決定 人間らしい死
家族	胃瘻造設	経口接収の回復 意思疎通の回復　患者の利益
医療者	事前指示の尊重 患者の意思・家族の同意による対応	患者の自己決定　患者の利益 家族の同意

ただし、整理できるが以下のような問題点が実は潜んでいるのではないかということも指摘しておきたい。

　a) 70歳代の患者の「事前指示」また、「事前指示書」をどのようなものと考えていたか？

　そもそも、70歳代の患者の「事前指示」とは何であろうか。事前指示とは、患者は意識があり、その意思を明確に表明できる時に、今後の身

に起こる事態への対応して欲しいことを表明しておくことである。そうであるとすれば、70歳代の患者が、そのような意思をいつ、どこで、どのような状況で示したか、ということが問題である。事前指示の尊重における最も重要な価値は、患者の意思であり、そこを優先すべき価値とすることである。しかし、その意思が確かに患者の意思を反映したものであることが何によって保証されているとするのであろうかということである。

b）家族が、「事前指示書」というものをどのように理解していたか？

　事前指示書が実際に効力を発揮する時とは、もちろん患者に、その意思を問えない時である。したがって、その時点で、その事前指示について、家族がどのように扱うかが大きな問題である。家族が患者本人の意思として事前指示の尊重したものであるのか、事前指示書の内容の是非を家族として判断しての尊重であるかは大きな違いがある。その場合には、事前指示書を誰がどのように、患者の意思として保管し、開示したのかも大きな論点になる。家族の都合で事前指示書の内容の尊重に軽重の差が出ないのか。また、医療者は、患者の家族の意思が不明な場合では患者の家族の意思を尊重することが日本の医療文化において意味が大きいことを考えると医療者の対応も議論される必要があろう。

c）家族は、「意識が戻る可能性が少しでもあるならば」という前提で、胃瘻造設を希望してきたとあるが、患者の意識が戻るというのをどのように理解しているか？胃瘻を造設しての延命ということをどのように理解しているか？

　本事例においては、患者本人の意思とされる胃瘻造設への拒否に反して、意識が戻る可能性を条件として胃瘻造設を希望しているが、このことによって、事前指示書における胃瘻造設拒否に反して、家族の意思を医療者が尊重することができるのか。家族として、医師から意識の回復の可能性が説明されているから、胃瘻造設を希望しているのであり、今一度患者の意思を尊重するということで、責任の回避を求めているようにも思うが、医療者側の説明や、家族の意思を尊重することの意味を考

えないわけにいかないであろう。

5　まとめ

　事例における胃瘻造設の問題点を中心に生命倫理学の立場から論じて
きたが、そこにはさまざまな価値が交錯していることを以上の議論から
も容易に考えられる。しかしその根幹にあるのは、胃瘻という技術にさ
まざまな価値を誘い込む力が内在化していることとも考えられよう。そ
れは、技術そのものは価値中立であり、技術をある目的のために応用す
ることにおいて倫理問題が生じるとする技術の捉え方の見直しも迫られ
ているのではないかというのが筆者の問題意識でもある。これについて
は別に譲るが、次々に生まれる先端医療技術そのものの成り立ちの歴史
からその技術の意味を問い直し、われわれの社会における受容について
考えていくことが求められているのではないかと考える。

（2014 年）

参考文献

大林雅之・徳永哲也（編）『シリーズ生命倫理学　高齢者・難病患者・障害者の医療福祉』
　　（丸善、2012 年）。

会田薫子『延命医療と臨床現場　人工呼吸器と胃ろうの医療倫理学』（東京大学出版会、
　　2011 年）。

菊井和子・大林雅之・山口三重子・斎藤信也（編）『ケースで学ぶ医療福祉の倫理』（医
　　学書院、2008 年）。

赤林　朗・大林雅之（編著）『ケースブック　医療倫理』（医学書院、2002 年）。

佐藤雄一郎「PVS 患者の治療中止と政治介入との関係をめぐってーアメリカ合衆国・
　　フロリダ州の一事件からー」、『生命倫理』、Vol.15、No.1（2005年）、pp.135-143.

大林雅之『生命の淵ーバイオエシックスの歴史・哲学・課題ー』（東信堂、2005 年）。

第10章 日本のカルチュラル・バイオエシックスの可能性

1 はじめに

　1960年代の米国において、生命科学や生物医学（Biomedicine）を背景とした進展にともない、医療の中で扱われる人間の生と死のあり方があらためて問われるようになり、バイオエシックス（生命倫理）という新しい研究分野が生まれた[1]。日本には1970年代に導入され、特に医療における患者の自己決定権などの議論はパターナリズムの医療に変化を求めるものになった[2]。1970年代から1980年代にかけては、米国でも日本でも、それぞれの社会の中で、特に具体的な先端医療技術などの受容をいかになすべきかがバイオエシックスの議論の中心であった[3]。

　しかしながら、1990年代になり、米国ではバイオエシックスの歴史に対する関心が高まり、日本でも「米国流のバイオエシックス」という見方も議論されるようになった[4]。そのような背景の中で、「カルチュラル・バイオエシックス（Cultural Bioethics）」という議論も生まれ、人々の暮らす社会や文化を背景にした日常生活に根差した小説や映画に探り、死生観や医療観を明らかにしようとする研究もみえ始めた[5]。本章では、そのような米国や日本での動向をみながら日本における「カルチュラル・バイオエシックス」の可能性を、特に一般の人々が日常的に触れる小説や映画といった文化的所産を手がかりに考察し、示すことを目的とする。

　その目的を達成するために、まずカルチュラル・バイオエシックスなる議論が登場した背景を考察し、その具体的な議論としての小説や映画を扱った議論の動向をみて、そのような議論を日本における小説や映画について具体的に試み、そこにどのような死生観、人生観、生命観また

身体観などがみられるかを考察し、最後に日本におけるカルチュラル・バイオエシックスの可能性、そして、バイオエシックスそのものの今後のあり方を示してみたい。

2 カルチュラル・バイオエシックスとは何か

まず、はじめにカルチュラル・バイオエシックスとはどのようなものかみておこう。『生命倫理百科事典』の第三版[6]には次のように示されている。

> 生命倫理の背景となる歴史的、観念的、文化的、そして、社会的な文脈に生命倫理を関連づけるための体系的な試み[7]。

ここでは、歴史的、観念的、文化的、そして社会的文脈でバイオエシックスをみることが強調されている。米国で生まれたバイオエシックスは、1970年代以降、国際的に広まった。しかし、国際的にその議論が広がるにつれ、歴史的、文化的な文脈において見直されることも求められてきた。それは、前述したように国際化した中で、バイオエシックスの議論の対象である、生命科学や医療を支える歴史的文化的背景が重要な意味を持っていることが意識され、実はそのような営為は文化的文脈において考察することが必要があることが改めて認識されたことによる。

その意味では、米国でもバイオエシックスが歴史的、文化的、社会的に相対化されてきていることを意味しているのである[8]。

そこで、次には、そのようなバイオエシックスの相対化と文化的な文脈で考察することの必要性を、日米のバイオエシックスをめぐる議論の相違の中で考えてみよう。

3　カルチュラル・バイオエシックスの視点
　　──米国の「バイオエシックス」の相対化と欧米と日本の議論の相違

（1）文化的文脈とバイオエシックス

　バイオエシックスが生命に関する価値や患者の QOL について議論するのであれば、「生命」や「死」の捉え方、すなわち生命観・死生観に関わるということになる。そもそも、生命科学や医療において文化的・社会的背景が重要になっていることは当然強く意識されてしかるべきであった。ところが、バイオエシックスの台頭期においては、そのような文化的・社会的背景、というより、米国における生命科学研究や医療の問題点に対しての批判的改革の運動としての観点から、近代社会の中での「人権の後進地」としての意味合いが医療の場において強く意識されていたことが重要であった。その意味では、近代医学をめぐる問題点は、先進諸国では共通に存在していたことによって、文化的差異への関心は強く意識されることはなかったと考えられる。

　しかしながら、バイオエシックスの議論が欧米や日本という近代医療の先進国から拡大し、アジア諸国、たとえば、中国、韓国、インド、タイといった国々において、バイオエシックスの議論が紹介されていくと自ずと、文化的差異への関心が強まった。また米国でも、1990 年代になると、歴史的にバイオエシックスを見直すことも始められ、1960 年代の米国の社会状況からバイオエシックスを捉え直そうという見方も出てきた[9]。その意味では、米国内でもバイオエシックスを歴史的、文化的に相対化しようという議論もみられてきた。そのような動きは、バイオエシックスの歴史研究というだけではなく、バイオエシックスの研究方法や、教育にも影響を与えてきたといえよう[10]。具体的には、バイオエシックスにおける原則主義に対する見直しから、ナラティブ・アプローチや決疑論の影響を受けてのケーススタディを中心にした研究や教育の方法にも表れてきた。それは、個々の事例における、問題の捉え方

に、その背景となる、価値観や文化的意味の違いを強く意識したものである。つまり、「文化的文脈」からバイオエシックスを考えることが、個々の具体的バイオエシックスの問題を議論するときに必要であることが強調されてきたのである。

　そのような動向は特に医学教育の面で強く表れてきたともいえる。従来から教育方法として、小説や映画を利用することは試みられており、関連する論文などもみられた[11]が、1990 年代以降になると、単なる手段ではなく、小説や映画を使う医学教育を専門的に研究するという方向が示されてきた。つまり、学生の興味を喚起するために小説や映画を使うということにとどまらず、小説や映画によって生起される感情的、情緒的な反応を利用することがもくろまれているのであり、概念的教育の補助的教材としての小説や映画の意味を超えたものとして考えられてきたのである。その意味において、バイオエシックスを学ぶということの意味や目的も変化してきたといわざるを得ないのである[12]。

（2）日米のバイオエシックスにおける議論の相違

　上述したように、バイオエシックスの議論を地域や文化の違いということからみていくと、日米での議論の相違も、単に米国で生まれたバイオエシックスの導入の成否という観点では限界が出てくることになり、日本での議論も米国に遅れているという見方ではなく、日本における議論をその成り立ちからみていくことが求められることになる[13]。

　たとえば、バイオエシックスが誕生し、その議論が国際的に拡大して来た当初は、バイオエシックスの 4 原則やインフォームド・コンセントの議論も各国に受け入れられて行ったわけであり、米国流の合理的な議論が一定の成果を生み、パターナリズムの根強い日本の医療のあり方にも新鮮な一定の成果をもたらしたといえよう。しかしながら、そのような議論を具体的にみていくと日米の相違が明らかに意識されてきたといえる。つまり米国では、「自己決定」、「善行」、「公正」、「無害」といった倫理

原則による問題の整理、解決方法への示唆が明瞭に示されてきた。

　また、ES細胞の議論においても欧米では、具体的な倫理基準が生命の個体となる能力である「全能性」という概念を倫理判断の基準として具体的に議論される[14]。それに対し、日本では、ES細胞研究においては倫理的配慮の必要性が「生命の萌芽」というようなあいまいな「倫理基準」で済まされてしまうのである。また、出生前診断の一種であるトリプルマーカーテストによる中絶の増加の事態においても具体的な倫理問題の所在や対応の検討なしに、自粛の方向で問題が終息ないし、隠蔽されてしまう。もっとも、このようなあり様は何も日本に限ったことではなく、米国においてもみられるものでもあるがここではそれについて述べず別に譲る[15]。しかしながら、日本ではすべからくこのような議論に終始しているようにみえることがここでは指摘したいことである[16]。

　このような状況への対応としては、日本における生命科学や医療の倫理問題とはそもそも何であるのか、そのような議論は実際はどのようなものであったのかは、別に独自に探る必要があろう。それは、そもそも、日本における医療という文化的営為の中に生や死の意味することをみていかなければならないということになろう。

　このような議論は、バイオエシックスの歴史研究の盛んになった米国でも目立ってきている。特に、バイオエシックスにおける、ナラティブ・アプローチや、決疑論を背景にする事例研究の興隆、そして医学教育における小説や映画の利用などから、次のような議論がみられてきた。

4 カルチュラル・バイオエシックスの展開としての　小説・映画をめぐるバイオエシックスの議論

　このような分野の議論の興隆は近年著しく、特に、文化的産物である小説や映画を題材としたバイオエシックスの研究も米国においては盛ん

となっている[17]。

　このような動向に対して日本では、浅井篤、服部健司、藤尾均らの研究が注目される[18]。

　それらの議論における論点は、概観すると、以下のように整理できよう。

　まず1つには、バイオエシックスのトピックスを小説や映画の中で考えるというものがある。たとえば、インフォームド・コンセントを考えるために医師がどのように病気や治療について説明し、患者がそれをどのように受け止め、またその受け止め方によって、感情的にも問題を抱えるかなどが登場人物によって描かれ、それを具体的に考えていくものである。

　次には、倫理的原則の実際での応用を学ぶために、具体的事例での応用例のうまくいった点や悪かった点を描いたものを取り上げ、そこでの原則の応用や問題点を理解しながら実践的な議論を身につけていくものである。

　さらにもう1つを挙げれば、登場人物たちには気付かなかった価値観や考え方を学ぶものである。ここでも、従来の原則や概念の補完的な考え方を知るということにおいては、従来の原則の枠組みが取られているといえよう。この意味では、バイオエシックスの議論の成り立っていた価値観を土台とした議論の場が前提となっている、つまり、米国という文化の社会の背景を考える必要がある。そのような意味での、小説や映画を取り上げることに確かに教育的意味を認めることができるとしても、生命に関わる文化的背景を考えるとまだ限界が付きまとうように思える。すなわち、米国のバイオエシックスの理解には有効であるが、日本における生命に関わる価値を見直すことには限界があるということである。それでは、そのようにも生命に関わる文化的背景を意識した場合にはどのように小説や映画の中に、それを求めればよいのであろうか。本章において具体的に求める議論はまさにそこにある。以下では、その

ような試みを若干展開していくことにする。

---

5 日本の小説・映画への視点

　日本の小説や映画に死生観を探るにあたってはどのような視点が考えられるであろうか。ここでは、欧米の議論を踏まえて、日本において特徴的と思われる5つの視点から考えてみたい。その視点を提示して、試みに、作品を取り上げて論じていきたい。

（1）生命倫理学の問題を扱う

　生命倫理学の問題である「脳死」や「体外受精」などを扱っている作品を取り上げ、そこでの概念的議論に具体的リアリティーを持たせて意味を探ろうとする視点である。

　近年、バイオエシックスの議論の影響もあろうが、医療批判や体外受精や脳死臓器移植を題材にした小説や映画も現れているが、それらは概して、問題構成においてバイオエシックスの、つまり米国流の議論を前提としているといってよい。そのような小説や映画を対象とした議論は前述した日本での先行する議論にもみられるものである。時代設定は異なるが安楽死の問題を日本の小説で扱ったものとしてよく取り上げられるものが森鷗外の「高瀬舟」[19]である。これについてまず論じてみよう。

●あらすじ

　徳川時代には遠島と言い渡された罪人は、高瀬舟に乗せられて大阪に連れて行かれる。その舟の中で、役人は罪人となった、弟殺しの犯人である兄の余りに晴れやかなようすに大きな疑問を持った。そのことについて、兄に問いただすと、ことの成り行きについて話しはじめた。貧困の中で、兄弟がつつましく暮らしていたが、病弱の弟が兄に負担をかけていることと病気苦から自ら剃刀を首に切り込み自殺を図ったが、死にきれずいるところに兄が仕事から帰ってきてことの行状に驚き助けよ

うとするが、もはや、剃刀が首に深く差し込まれている状態であり、弟は剃刀を抜き大量出血することにより死に至らせてくれと望み、兄もそれを承諾し、弟が死ぬ。そして、兄は弟殺しの罪人となって高瀬舟に乗っているのである。

●作品の特徴：「安楽死」にみる「晴れやかさ」

　作者の森鷗外も「安楽死」の問題を意識して本書を書いたとしているが、今日取り上げられている文脈とは異なることもある。たとえば、自己決定を前提にしているかはよく考える必要があろう。従来の安楽死論争は、すべて、慈悲殺（マーシー・キリング、mercy killing）の延長で、本人の意思を直接問題にするのではなく、情けを以って死に至らしめるということである。もちろんその死に際の苦しさから死を懇願されることはあるのが、最終的判断は死に至らしめる側の問題として論じられている。本書もそのような文脈で書かれていよう。そこでは、死に至らしめる側の苦悩が問題にされる。しかし、本書では、死に至らしめた側の人間の、その「晴れやかさ」が問題にされている。その意味では、その「晴れやかさ」がどこからきているのかということになる。そこに本書の主題があるといってよいであろう。

　その「晴れやかさ」とは、小説では次のように示されている。罪人である兄の「その額は晴れやかで目にはかすかなかがやきがある」[20]、また「遊山船にでも乗ったような顔をしている」[21]というのである。これらには全く、弟を死に至らしめたことへの苦悩がない、あったとしても、それを察する手がかりはない。それは、兄本人ばかりではなく、死に至ることへの弟の懇願に応えることを決心した兄の目には、弟にもその「晴れやかさ」が見てとれたというのである。すなわち、「すると弟の目の色がからりと変わって、晴れやかに、さもうれしそうになりました」[22]と述懐するのである。このような「晴れやかさ」のうちには、もちろん、生活苦や肉体的苦痛からの解放の晴れやかさもあるかもしれないが、それだけでは捉えきれない、現実の出来事としての「生きること」と「死ぬこと」

をこえた人間的意味を希求しているように思える。高瀬舟で送られてい
く兄の様子を不可解に見つめる役人の疑問はわれわれ自身にも問われる
ものとしてあることを作者の森鷗外は、西欧で「安楽死」に触れた思いか
ら発した問いかけではないのであろうか。

（2）西洋ヒューマニズムとは異なる問題

　明治期における近代文学の発展の中で、1つの大きな問題が、日本の
近代化の中での西欧的個人主義との葛藤というものである。それは今日
までも続いている日本文学における大きな問題意識とみてよいであろう。
そのような西洋のヒューマニズムに対する見方としてはどのようなもの
があるのだろうか。この意味で衝撃的イメージを以って論じられるもの
が深沢七郎の「楢山節考」[23]である。

●あらすじ

　江戸時代であろうか、信州の山深い寒村の集落に住む老婆のおりんは、
70才を迎え、そろそろ、村の慣習である、楢山参り、すなわち、年老
いたものは若い世代の生活のために、山に捨てられに行く時期が迫って
いることを思い、日に日に楢山参りを望むようになる。しかし、息子は
なかなか決心がつかない。周りの家でもそのような事態が進行しており、
焦る気持も持っている。そしてついにおりんが山に連れられて行くので
ある。

●作品の特徴

　貧しい集落が舞台となって、人々の暮らしの存続の生態が描かれてい
る。一般に本書は姥捨伝説を描いた小説として知られ、今日では、高齢
者の終末期医療のあり方とも重ねられて論じられている。しかし、その
ような生活の中で、村落の維持のための習俗も描かれている、バイオエ
シックスの関連で印象的なのは、ある夜、村人たちが、示し合わせて、
盗みを働いた一家を全員生き埋めにし、何事もなかったように、家々に
帰っていき、次の日を迎え、また日々の過酷な生活に送るという描写で

ある。

　「楢山さんに謝るぞ！」[24]との合い言葉で、皆で食料を盗んだ一家の皆殺しを企む。「食料を盗むことは村では極悪人であった」[25]のであるが、「根だやしにするにしても十二人じゃ」[26]という躊躇もある。しかし、そのような逡巡もあるが、村の総意は「今夜当たり、葬式が出るかも知れんぞ」[27]ということへ収斂していく。そこには表だった明確な合意形成はないものの、決断としての確信が村人の中に形成されていく。「村の人達が殺気だっている様子では今夜あたりから雨屋の誰かが一人ずつ減ってゆくじゃアないかと思うと、何んとなく身がひきしまってしまった」[28]、そして「それから三日目の夜おそく大勢の足音が乱れ勝ちにおりんの家の前を裏山の方へ通っていった」[29]のであり、一家皆殺しは実行されることになる。

　その後は、「『もう雨屋のことは云うではねえぞ』という村中の申し合せがあって、誰も噂をしなくなった」[30]村の日常生活が、まさに何事もなかったかのように続けられるのである。

　ここでは、盗みを働いた一家の皆殺しという、もちろん「罪の意識」を持つから黙っていることが求められるが、そのようなことが、生きていくためには不可欠であるとの理解のもと「みんなが知っているが話し合う必要のないもの」として共有され、「生と死」の意味は、現実の生活の中でこそ意味を持つのである。ここでは、概念的な「生と死」の意味は不要である。

（3）死のあり様を論じる死・生への意味づけの否定

　欧米のバイオエシックスでは、生や死の意味を議論する、その価値付けを試みる事が大きな課題となっていよう。それは、特に、QOLという見方が、バイオエシックスの1つを大きな論点になったことに表れている。近代医学ではその生物学的な量的評価が絶対的な意味を持ってきたが、その限界がバイオエシックスを生み、生命の相対化、そして死の

意味の肯定的な評価がもたらされたともいえるのである。しかしながら、日本においてはそのような死の意味づけを積極的には行わないような小説や映画もみられるのである。その代表的なものとしては、志賀直哉の「城の崎にて」[31]がある。

●あらすじ

　交通事故にあった作家が、療養のために温泉にきて、宿の周辺のようすを眺めて過ごしている。屋根の上の蜂のようすや、イモリなどのようすを自分の心象風景に重ねて思いをめぐらしている。新しい小説の構想には、死の静かさをテーマにしようと考えている。

●作品の特徴：「凝視すべき」対象としての死

　本書で著者が強調しているのは「死の静かさ」ということであり、それを虫や小動物の死の様子で示そうとしている。そこには、死の意味を問うことはない。あるのは、蜂の死骸であり、「死」の意味づけの否定（？）につながるような記述である。ただ死を見つめるという「死への凝視」が示しているのは何か。絶対的無化としての「死」、すなわち、積極的、肯定的「無」としての死の受容である。

　「死の静かさ」とは具体的にはどのような描写によって示されているのかをみてみよう。

　「山の手線の電車に跳飛ばされて怪我をした、その後養生に、一人で但馬の城崎温泉へ出掛けた」[32]小説家が眺めたものは「虎斑の大きな肥った蜂が天気さえよければ、朝から暮近くまで毎日忙しそうに働いていた。蜂は羽目のあわいから摩抜けて出ると、一ト先ず玄関の屋根に下りた」[33]というようすであったが、「或朝の事、自分は一疋の蜂が玄関の屋根で死んでいるのを見つけた」[34]のであった。そこで、その蜂に関しての関心がそがれなかったことが作者の心象で示されていく。すなわち、「それは三日程そのままになっていた」[35]、そして「然し、それは如何にも静かだった」[36]とし、「死の静かさ」を見つめていく。「静かさ」とは何か。つまり、「忙しく忙しく働いてばかりいた蜂が全く動く事がなくなったのだから

静かである。自分はその静かさに親しみを感じた」[37]のであり、その「死の静かさ」は必ずしも「否定的なもの」ではなかった。それは「然し今は筧の妻の気持を主にし、仕舞に殺されて墓の下にいる、その静かさを自分は書きたいと思った」[38]という思いに結びつく。筧とは、構想中の主人公の名前である。また、作者はイモリ（蠑螈）とも出くわす。「蠑螈と自分だけになったような心持がして蠑螈の身に自分がなってその心持を感じた。可哀想に想うと同時に、生き物の淋しさを一緒に感じた。自分は偶然に死ななかった。蠑螈は偶然に死んだ」[39]とし、イモリの死と、作者自身が事故で偶然に死ななかったことを対比するが、そのように死に至らなくて済んだ「自分はそれに対し、感謝しなければ済まぬような気もした。然し実際喜びの感じは湧き上って来なかった。生きている事と死んで了っている事と、それは両極ではなかった。それ程に差はないような気がした」[40]ように、死という概念の価値がそぎ落とされていく。このように「静かなもの」は静寂や安静というような「静かさ」ではなく、「静かなもの＝死」というそれを超えるものでもなく、それ未満のものでもない、まさに「凝視すべき」対象としての死の現実である。

（4）現実の肯定──ＱＯＬという評価への否定

　前述した、生と死の意味付けの議論を求めないという態度は、現状の肯定というものにもつながってくる。「今がいちばんいい」などの、基本に対する特徴的な日本社会の対応と思われるものに注目したい。そのような代表的映画としてここでは小津安二郎の映画を取り上げる。特に、小津の代表作である「東京物語」[41]である。

●あらすじ[42]

　周吉は七十歳、とみは六十八歳、とみにとってはこれが初めての上京で、周吉にしても二十年程前の公用以来の上京だった。

　途中大阪で三男の敬三にも会えるし、東京では長男幸一の一家、長女しげの夫婦、戦死した次男昌二の未亡人紀子等に逢えるなど、永年尾道

に住みついた老夫婦にとって文字通りの楽しい思い出の旅だった。

　いざ東京に来てみると、医学博士の幸一の実は場末の小さな医院だし、しげの美容院も豊かでないし、とてもこの両親を歓待するどころではなく、東京見物や熱海へもやってくれたが、何かしら親身な温かさが感じられず、老夫婦は寂しく、ものたりなかった。次男の嫁である紀子の優しく迎えてくれたことが救いであった。

　夫婦が帰郷して間もなく、「ハハキトク」と尾道にいる末娘京子からの電報が東京に届いた。幸一、しげ、紀子はその晩の汽車で発った。脳溢血をおこしたとみは幸一にみとられて静かにその一生を終えた。葬儀が終るとみんなは帰京の相談、そしてその晩紀子を残して、あわただしく帰って行った。若い京子にはその兄や姉たちの非情な冷たさがたまらなく不愉快であった。

　愈々東京へ帰るという日、紀子はその心境の一さいを周吉の前に打ちあけた。

「いやア、それでええんじゃよ。やっぱりあんたはええ人じゃ、正直で」

　周吉は涙ぐんだ目をしばたきながらそういって、老妻の形見の時計を紀子に贈った。

　周吉はひとり家にいて、今更ながら身ひとつのさびしさに、思わず深い吐息をもらすのであった。

●作品の特徴：「人間生活の歴史的順序」としての「生と死」

　小津安二郎の代表作であり、「晩春」、「麦秋」に続く三部作の集大成である。

　三部作は、家族の日常生活を特に、娘の結婚をめぐる話題を中心にしながら人生や家族の意味、そして日常生活における、生や死の意味が問われることもなく受け止められていることをたんたんと描いている。

　死の日常化（特別視,特別に何か重要なこととして扱うのではなく、日常のありきたりな出来事、人生上における本人にとっても他人にとっても当然起こることと捉える）と死の肯定を無常観の中で受容する。「生と死」の意味づけ

を求めることへの執着に対して、「生と死」の無意味化（日常的出来事として受容）を描いている。小津監督の作品は、日常生活のありきたりな出来事を描く「ホームドラマ」[43]を描くことによって、「今が一番いい時」[44]という、人生の「肯定」へと進むのである。それは「せんぐりせんぐり」[45]という言葉に象徴される、自然と人間のあり様を「輪廻」と「無常」として「肯定」することである。それは、単なる受容であり、「善と悪」のような二分的価値付けの拒否であり、「生命の質」というような価値付けの否定である。日常性における「誕生、成長、成熟、衰退、死」の肯定としての受容である。「何でもないものも二度と現れない故にこの世のものは限りなく貴い」[46]ともいえるが、そこでは、無条件に受容すべきものとして「貴い」のであると考えられよう。それは、「人間生活の歴史の順序」[47]によって象徴的に示されている。

（5）判断の回避という決断

　欧米のバイオエシックスでは、倫理的判断決定をまさに求めるために議論が行われている。それに対して、日本の議論は最終的な判断決定が回避されるように、つまり、問題を解決する判断を回避するような議論によって、つまり判断決定を避けるようにことの推移の中であいまいに問題を解消して行くような方法である。それは、人間関係においても、決定的な別離や離反を避けて行く方法にも似ている。その意味において、ここで取り上げたいのは、成瀬巳喜男の代表作である「浮雲」[48]である。

●あらすじ[49]

　仏印から四年ぶりに帰国したゆき子は、富岡の家を訪ねた。駐仏印の農林省のタイピストであったゆき子は赴任して来た農林技師であった富岡といつしか愛し会うようになり、仏印の大森林の中で富岡と強く結ばれたのである。

　富岡の家を訪ね、安ホテルに富岡に連れ出されたが、妻と別れると仏印で言った約束も果されていない富岡に淋しさを感じ、彼女は自活の道

の為、ジョーという外国人のオンリーになった。ある日、ゆき子の手紙により富岡が尋ねて来たが、仕事に失敗した富岡は派手な生活をしているゆき子に金を借りるためだけに来たのだ。ゆき子は追い帰した後に涙に咽んだ。

　その年の暮につまった頃、富岡に会う前に関係のあった伊庭が運送屋をつれてやって来て、伊庭の疎開中に、ゆき子が彼の布団や布地を無断で持出ししたのを取り戻しに来た。

　クリスマスも過ぎたある日、ゆき子と富岡はふと出合い、仏印時代の想い出を語り合ううちに、夜更けの伊香保の旅館に来てしまった。

　そして、そのまま意味もなく、三日泊まり、宿の支払いに困った富岡に、同じくボルネオにいたという事をきいた清吉は自分の家の2階に滞在してゆけと薦めた。

　清吉の女房であるおせいと関係を持った富岡にただ事ならぬことを感じたゆき子は気まづいまま帰京した。

　その後、ゆき子は富岡の子どもを宿していたが、新興宗教でボロ儲けしている伊庭に頼んで子供の始末をした。伊庭の教会で会計事務をやっているゆき子のもとに、うらぶれた富岡が尋ねて来て、妻の葬式費用の二万円を借りて帰った。

　四、五日後、ゆき子は伊庭の金六十万を盗んで長岡温泉に行き、電報で富岡を呼び寄せた。そして、屋久島の新任地に行く富岡について同行した。屋久島についた途端ゆき子は発熱し、医師のいない屋久島で容体が悪化し、富岡が山へ仕事に行っている留守にゆき子は血を吐いて死んだ。帰宅した富岡はゆき子の死に顔を見つめ目に涙を浮かべた。

　外は沛然と雨が降りしきっていた。

●作品の特徴：「あきらめの境地で生きている」生の肯定

　映画全体では、男女の関係性がとりとめなく連綿と続く様子が描かれている。そのような人間関係を表面的には嫌悪されているように描かれてはいても、そのような人間の関わりの意味が問われることもない。し

かし、最後のヒロインの死によって、そこには、許される、認められうる「生きてきたこと」の肯定と受容が描かれている。人生の意味や死の意味を問うことの不毛さと、説明できない人間のあり方がそこにはあり、不可解な人間の行動の肯定が示されている。成瀬巳喜男の映画は「やるせなく、ペシミスティックな作風」[50]ともいえようが、「登場人物は女性も男性も生活に疲れて愚痴をいいながら、『なるようにしかならない』といったあきらめの境地で、日々を懸命に生きている」[51]のである。このような生き方に共感する人々が成瀬映画を支えているのである。「浮雲」に示された、一見不毛ともみえる生き方の中に「人生の肯定」が共有されていると考えられよう。

6　まとめ ── Cultural Bioethics とは何か 再び

　以上にみてきたような、日本の文化的所産としての小説や映画に示された「生と死」のあり様からは、「生と死」を、人間を超越した存在から価値づけるのではなく、人生の文脈において捉えることに、日本社会における「生と死」に対する態度の一面があると受けとめられよう。そのような態度はまた、「生と死」の「意味」付けに「執着しない」、そして「執着できない」ことを示そうとするものである。人生の文脈において、「生と死」の肯定的受容がなされるからこそ、社会的・制度的対応の必要性が希薄となる。つまり、社会的・制度的対応の前提となる「社会的合意」における「生命観」や「死生観」をめぐる議論を求めて、論争することの不可能性が存在することにもなる。

　しかしながら、"Cultural Bioethics" の試みが、「生と死」をめぐる文化相対主義に陥っては不毛である。文化的文脈における「生と死」の意味の探求の継続によってこそ、医療や生命科学における「生命倫理の社会的合意」による現実問題への対応と見直しが可能となるのである。

（2009 年）

注

1　大林雅之『生命の淵―バイオエシックスの歴史・哲学・課題―』（東信堂、2005 年）。

2　同上。

3　同上。

4　同上。

5　注 17、18 参照。

6　Stephen Post（編）（生命倫理百科事典翻訳刊行委員会監訳）『生命倫理百科事典』（丸善、2007 年）。

7　同上、p.1650.

8　Albert R. Jonsen,"Birth of Bioethics"（Oxford University Press, 2003）.

9　George J. Annas,"American Bioethics: Crossing Human Rights and Health Law Boundaries"（Oxford University Press, 2004）.

10　Matthew Alexander, Patricia Lenahan and Anna Pavlov, eds.,"Cinemeducation A comprehensive guide to using film in medical education"（Radcliffe Publishing, 2005）.

11　*Ibid.*

12　注 1 の文献。

13　小松美彦・香川知晶（編著）『メタバイオエシックスの構築へ　生命倫理を問い直す』（NTT 出版、2010 年）。
香川知晶・小松美彦（編）『生命倫理の源流　戦後日本社会とバイオエシックス』（岩波書店、2014 年）。

14　大林雅之「再生医療技術への宗教の関わり－ ES 細胞・iPS 細胞研究における「全能性」をめぐって－」、東洋英和女学院大学死生学研究所（編）『死生学研究　2009』（リトン、2009 年）、pp.189 - 203.（本書第 4 章）

15　2003 年にアメリカ合衆国オレゴン州の刑務所で死刑囚に臓器移植が必要になった時に、臓器移植をすべきであるとの意見があり、死刑囚といえども死刑執行までは治療を受ける権利があるとの議論があった。それに対して、反論が特にないままに時間が過ぎていき、移植が行われることはなかったという事件があった。

16　筆者は、情報誌（現在はインターネットでのサービスのみになっているが）の「生命倫理」の項目を担当し、年度ごとに日本における重要な生命倫理関連の出来事を解説しているが、日本では、倫理問題として指摘される事件があったとしても、それが論争となって社会的な合意形成を目指すことなく、曖昧のままに推して社会の関心が収束していくということがよくあるという印象を持っている。

17　たとえば
Mahala Yates Stripling, Bioethics and Medical Issues in Literature(Greenwood Press, Westport, 2005).

Matthew Alexander, Patricia Lenahan and Anna Pavlov, eds., Cinemeducation a Comprehensive Guide to using Film in Medical Education, (Radcliffe Publishing Ltd., Abingdon, 2005).

Sandra Shapshay, ed., Bioethics at the Movies(The Johns Hopkins University Press, Baltimore, 2009).

18　浅井篤『シネマの中の人間と医療　エシックス・シアターへの招待』(医療文化社、2006 年)。

服部健司 (企画・監修)、伊東孝雄 (監修)、越坂康史 (監督)「ドラマで考える医療倫理　DVD」(アールメディカル、2009 年)。

近藤均 (編著)『医療人間学のトリニティー　―哲学・史学・文学―』(太陽出版、2005 年)。

19　森鴎外『山椒大夫・高瀬舟　他四篇』(岩波書店、1967 年改版)。

20　同上、p.111.

21　同上、p.112.

22　同上、p.121.

23　深沢七郎『楢山節考』(新潮社、1987 年改版)。

24　同上、p.64.

25　同上、p.65.

26　同上、p.70.

27　同上、p.71.

28　同上、p.71.

29　同上、p.75.

30　同上、p.75.

31　志賀直哉『小僧の神様・城之崎にて』(新潮社、2005 年改版)。

32　同上、p.28.

33　同上、pp.29-30.

34　同上、p.30.

35　同上、p.30.

36　同上、p.30.

37　同上、p.31.

38　同上、p.31.

39　同上、p.36.

40　同上、p.36.

41　小津安二郎監督作品「東京物語」(松竹、1953 年度作品)。

42　[復刻版] 銀座並木座ウィークリー編集委員会 (編)『[復刻版] 銀座並木座ウィークリー』(三交社、2007 年)、p.602.「あらすじ」の引用にあたって一部省略、改変した。

43　中野翠『小津ごのみ』(筑摩書房、2008 年)、pp.186-187.

44　同上、pp.188-191.

45　同上、pp.188-191.

46　同上、p.193.

47　小津安二郎監督作品「晩春」（東宝、1949 年度作品）のおける、笠智衆演じる父親の科白である。

48　成瀬巳喜男監督作品「浮雲」（東宝、1955 年度作品）。林芙美子の小説「浮雲」を基に映画化したものである。

49　注 41 の文献、pp.410-411.「あらすじ」の引用にあたって一部省略、改変した。

50　平能哲也（編著）『成瀬巳喜男を観る』（ワイズ出版、2005 年）、p.5.

51　同上、p.5.

第11章 「小さな死」によせて

1 はじめに

　わが国において、生命倫理学や死生学は多くの大学で授業科目としても取り上げられるようになり、また、そこでのテーマである「終末期医療」や「ホスピス」への関心は、社会の高齢化が進む中で国民的関心として一般化している。しかしながら、高度に技術化された延命治療への対応や、終末期医療における患者の「死の受容」については十分な議論がなされているとはいいがたい。そうであるからこそ、上記の「国民的関心」がますます増大しているといってもよいであろう。そのような「死」への関心の高まりの中で、注目したい言葉がある。それが「小さな死」である。

　ここでの「小さな死」とは、岡山にあるノートルダム清心女子学園の理事長である渡辺和子氏によったものである。それは、幾通りかの語られ方がなされているが、最も特徴的には次のように述べられている。

　　　何事もリハーサルしておくと、本番で落ちついていられるように、大きな死のリハーサルとして、"小さな死"を、生きている間にしておくことができます[1]。

　すなわち、「小さな死」とは「大きな死」のリハーサルであるとされる。「大きな死」とは「本番」の死、つまり通常医師から「ご臨終です」といわれ、葬式へと進行することになる「死」のことである。つまり、「大きな死」は、われわれが普通に「死」と考えている、避けたい、恐怖の対象とされる「死」のことである。その「大きな死」のリハーサルになるのが「小さな死」なの

である。本章の目的は、そのような「小さな死」が、「大きな死」に向かうわれわれにとって、どのようなものとして理解できるかを明らかにしたいということである。

　上記の目的のために、ここではまず、「小さな死」が注目される背景について述べてから、そもそも「小さな死」という言葉が、これまでどのように論じられてきたかをみておく。そして、渡辺和子氏がいう「小さな死」がどのように意味で述べられているかを整理する。それらの考察を踏まえ、「小さな死」がわれわれの死生観にとってどのような示唆を与えてくれるのかを明らかにしていきたい。

2　どうして「小さな死」が注目されるのか？

　たとえば、生命倫理学の議論において「死」をめぐる議論には次のようなものがある[2]。

　まず、「真実告知」の問題が取り上げられ、そこでは「インフォームド・コンセント」や、その前提とされる「患者の権利」である「知る権利」や「自己決定権」が議論される。

　次に終末期にある患者における「死の受容」の問題が、E. キューブラー＝ロスの有名な「死の受容」に至る「5段階説」に言及し論じられる。

　そして、終末期の具体的な医療のあり方として、最近では「ターミナル・ケア (Terminal Care) 」ではなく、「エンド・オブ・ライフ・ケア (End of Life Care) 」である「緩和ケア」や「ホスピス」が取り上げられる。

　このような議論の中で、E. キューブラー＝ロスの「5段階説」は患者における「死の受容」の可能性を示したものとして議論されてもきたが、必ずしもキューブラー＝ロス自身の真意は、その死への過程で「デカセクシス」[3]が得られるというようなものではないという見方もある[4]。また、その「死の受容」とは、患者本人の「死の受容」というよりは、家族、医療従事者にとっての、「患者の死の受容」への「過程」の「共有」が強調され、

そこでの「死の受容」とは実は「残される者」からみたイメージであり、死に行く本人の「死の受容」のイメージとは異なるものではないのかとも考えられる。このように「死の受容」ということをめぐってもさまざまな議論が交錯しており、依然として「死の受容」のアポリアは存在しているように考えられる[5]。

　以上のような状況の中で、ベストセラーとなった渡辺和子氏のいくつかの著作の読者にとっては、「小さな死」が、「死」の「リハーサル」であるという表現によって、「死」が日常体験に結びつけられたということができたともいえよう。決して経験することができない自分自身の「一人称の死」である「大きな死」を、抽象的、形而上学的に語られてきた「死」を、経験できることとしての「小さな死」によって日常体験に結びつけて考えることができたということである。言い換えれば、死に行く患者となるわれわれに「死の受容」の具体的なイメージを与えてくれたものが「小さな死」なのではないかというのが、「小さな死」への注目の理由として考えられよう。

　次には、渡辺和子氏の「小さな死」の意味を探る前に、そもそも「小さな死」という言葉は、従来、どのように使われていたのかをみておこう。

3　「小さな死」という言葉について

　「小さな死」という言葉の使われ方をインターネットで検索してみると、大きく分けて、以下のように分類できる。

① 「喪失感」を「死」に結びつけるもので、「小さな死」という表現が使われている[6]。一般的に、死生学ではこのように使われているようである。大事な人やもの、かけがえのない人・ものを失うことに伴う苦しさが、死のイメージを喚起しているのであろう。

② フランスの思想史家であるジョルジュ・バタイユは、訳せば「小さな死」

にあたる"la petite mort"という言葉を使っているが、その意味するところは、性の快楽の「絶頂期」を意味している[7]。このように、死を性に結びつけるイメージに関しては、一般的に英語圏では、"little death"や"small death"などの言葉が女性のオルガスムを連想させるものとして受け止められるようである。

③キリスト教の教会のホームページには、その教会で行われた説教での「小さな死」の紹介への言及が多くみられる。このような言及では、後に触れるが、渡辺和子氏の「小さな死」を聖書にある「一粒の麦」のたとえに結びつけて言及しているものがほとんどである[8]。

④「小さな死」という言葉が海外小説などにおいてはいろいろな意味で使われていることも指摘できる。たとえば、「大人の死」を「大きな死」とすることに対して「子供の死」を「小さな死」としているなどもあり、上記①、②の意味などを含めてさまざまに使われている[9]。

　以上のように、多様な場面でさまざまな意味で使われていることをみると、「小さな死」という言葉は誰にでも思いつく言葉であるといってもよいかもしれない。

　また、前述したように、「小さな死」を「死のリハーサル」とすることにおいても、たとえば、古代ギリシャの哲学者ソクラテスに類似の表現がみられており[10]、「死のリハーサル」ということも、特に渡辺和子氏のオリジナルな考えはあるとはいいがたい。

　上記のように「小さな死」は、欧米においては、日常的にさまざまに使われている言葉であると考えてよいであろう。

　ただし、一見すると、多様な意味で使われている「小さな死」という言葉もそれぞれの意味に共通する、たとえば、「死」を大小で表現することにおける「死」の捉え方に通底する「死」の意味があるようにも思われる。このことにおいては、バタイユの「小さな死」と渡辺和子氏の「小さな死」には共通する死の意味が存在しているように思われるが、それについて

は稿を改めて論じてみたい。

　それでは、渡辺和子氏の「小さな死」の意味を改めてその著作から整理してみることにしよう。

4「小さな死」の意味

　渡辺和子氏の著作の中で、ここでは、「小さな死」に言及している、代表的な著作である『置かれた場所で咲きなさい』と『面倒だから、しよう』の2著を主に取り上げて、「小さな死」の意味を整理してみたい。そこでは、3通りに整理できるように思われる。それを「小さな死①」、「小さな死②」、「小さな死③」として以下に示してみる。

(1) 小さな死 ①

「小さな死①」は次のように述べられるものである。

　　何事もリハーサルしておくと、本番で落ちついていられるように、大きな死のリハーサルとして、"小さな死"を、生きている間にしておくことができます[11]。

　　人は皆、いつか死にます。公演を行う時など、リハーサルをしておくと、本番であがったり、慌てないですむように、死そのものを取り乱すことなく迎えるためにも、リハーサルをしておくことは、よいことなのです[12]。

　まずは、冒頭で言及したように、「小さな死」を「大きな死」の「リハーサル」とするものである。つまり、「小さな死」は「大きな死」にいたるリハーサルであり、生きながら経験できる「小さな死」を通して「大きな死」を経験できる対象として理解させようとする。

（2）小さな死 ②

「小さな死②」は次のように述べられている。

　　　"小さな死"とは、自分のわがままを抑えて、他人の喜びとなる生
　　　き方をすること、面倒なことを面倒くさがらず笑顔で行うこと、
　　　仕返しや口答えを我慢することなど、自己中心的な自分との絶え
　　　間ない戦いにおいて実現できるものなのです[13]。

　　　そしてそれは、日々の生活の中で、自分のわがままと闘い、自分の
　　　欲望や感情などを制御することなのです[14]。

　ここでの「小さな死②」は、「自分のわがまま」や「自分の欲望や感情」を、
「がまん」したり、「抑制」したりすることを意味している。いわば「自分」
を押し殺すことであり、自分を制限することであり、全くの自分を失
うことが「大きな死」とすれば、「自分の一部」を失うという経験において
「死」に経験的意味を持たせようとすると考えられる。それと同時に、「わ
がまま」や「欲望や感情」という「悪しきもの」を「禁欲する」という倫理的
意味を「小さな死」に結びつけている。「死」を「悪しき自己」に対する「制
裁」としての意味づけも考えられる。

（3）小さな死 ③

「小さな死③」は次のように述べられている。

　　　「一粒の麦が地に落ちて死ねば多くの実を結ぶ」ように、私たちの
　　　"小さな死"は、いのちを生むのです[15]。

　　　聖書の中にある「一粒の麦」のたとえにあるように、地に落ちて死

ねば、多くの実りをもたらすけれども、死を拒否する時は一粒の
麦のままに枯れてしまいます。実りを生む死となるためには、そ
れに先立つ「小さな死」が求められるのです [16]。

　ここでの「小さな死③」においては「いのちを生む」、「多くの実りをもた
らす」死という新たな意味が示されている。「小さな死①」、「小さな②」に
おけるような「死」に結びつけるのではなく、新たな「いのち」を生み出す
ものとしての意味を持たせるものであり、聖書の「一粒の麦」のたとえに
言及させていることからも、日常的な経験での理解を超える宗教的な意
味を持たせたものであり、「小さな死①」と「小さな死②」の意味とは次元
を異にしているものと考えられよう。
　以上のことから、「小さな死①」、「小さな死②」、「小さな死③」は、それ
ぞれにおいて、次のような、意味の関係がみて取れるように思われる。
　「小さな死①」はリハーサルという経験的意味を、「小さな死②」は「小さ
な死①」の意味に加えて「がまん」や「抑制」という倫理的意味を、「小さ
な死③」は「小さな死①」と「小さな死②」の意味に加えて、「新たないのち
を生む」という、「死」から「生」へという創造的な宗教的意味を持たせてい
るといえよう。こうしてみると、「小さな死」は、経験的意味から宗教的な
意味への連続的理解を導くことが意図しているように思われる。
　それでは、これらの小さな死の意味をわれわれはどのように考えるこ
とができるかを試みてみよう。前述したように、「小さな死①」と「小さな
死②」の意味は、日常的な経験の中で考えることができるように思われ
る。なぜなら、「リハーサル」や「がまん」は日常的に経験していることで
あるからである。しかしながら、「小さな死③」は聖書の言葉への言及も
あり、キリスト教の信仰を持たないものには日常的には理解しにくいも
のであろう。それゆえに、次では、まず、「小さな死①」と「小さな死②」
を考えて、その後に「小さな死③」について考えてみたい。

5 「小さな死」と「私」

　「小さな死①」と「小さな死②」を考えるには、まず「小さな死①」における、「大きな死」のリハーサルができる「私」と、「小さな死②」における「わがまま」を抑える「私」、言い換えると、抑える「わがまま」や失うものを持っている「私」が存在することが前提になるだろう。そのような「私」はどのように考えることができるのか。そのような「私」とは何か。

　ここで、ヒントとなる「私」は以下のような「私」である。

　ウィトゲンシュタインの研究者として有名な黒崎宏氏が、ライプニッツを論じている論文の中で、次のように「私」を示している。

　　私が存在している、という事は、私が
　　the man who …
　　として記述されている、という事である[17]。

　ここで、ライプニッツとの関係において、このような「私」がどのように論じられているのかについては、小生には述べることはできないが、このような「私」の捉え方は、「小さな死①」と「小さな死②」を考える上に大きなヒントを与えてくれるように思われる。つまり、「私」は「こういうことができる」、そして「こういうことを考えている」、また「こういうことを願っている」、それらによって記述される「私」が、存在している「私」ということであろうか。ここで、「私」を記述しているのは、この場合、「私」自身が記述していることになろう。「私自身」が「私」をこういうものであると記述していると考えておこう。「私」をそのように考えるならば、「私」について記述されていることを1つ1つを「失う」、「がまん」することが「小さな②」であり、それらが、リハーサルである「小さな死①」として繰り返され、やがて「大きな死」を迎えることができるのではないだろうかということである。

　「小さな死」が「大きな死」のリハーサルであるということは、「小さな死」の積み重ねで、やがてくる「大きな死」を受容することができるようになるということであろう。その過程は、「小さな死①」と「小さな死②」を可能とさせる、「失うもの」や「がまんするもの」から成り立つ「私」において、「私」を構成している、さまざまなものが「小さな死」によって、一つずつが失われ、減少していき、ついには「私」を記述することが無くなって、「私」は消滅してしまい、それが「大きな死」ということになるのである。

　このことを分かりやすく示すと次のようになるかもしれない。

$$「私」＝the\ man\ who\ \cdots＝f(x)＝f(a,b,c,d,e,f,\cdots\cdots)$$

　「私」を比喩的に「関数」のように表示してみよう。ここにおける、a, b, c …は「変数」で、それぞれは「私」を記述する具体的事柄を指すものとする。たとえば、aは「100メートルを歩くことができる」とする、すなわち、a=100 で、10メートルしか歩くことができなくなれば、a=10 となる。しかし、ある時、「私」は歩くことができなくなれば、a=0 になる。つまり、「歩くことはできない」ということである。また、たとえば、bは「親が元気に生活している」ということであるとすると、両親が元気でいる時は、b=2 であるが、父親が亡くなれば、b=1 ということになり、そして、母親も亡くなればb=0 とされる。つまり、a=0 となり、「小さな死」を経験し、b=0 となり、また「小さな死」を経験していくのである。ここでは、誤解を受けることを恐れるが、a や b を 100 とか 2 とかとすることは、「私」を数量化して表そうとしているのではないということである。

　「私」をこのように示すことができるとすれば、「私」を存在させる、個々の a なり b なりを失ったり、がまんすることが「小さな死」を経験した「私」である。すなわち、「私」は次のように「小さな死」を重ねていくのである。

「私」＝f(a,b,c,d,e,f,…………)

↓ 「小さな死」

「私」＝f(0,b,c,d,e,f,…………)

↓ 「小さな死」

「私」＝f(0,0,c,d,e,f,…………)

↓

?

すると最終的に「私」はどのようになるのであろうか。

つまり、「私」は次のようになる。

「私」＝f(0,0,0,0,0,0,……)　＝ 0：「大きな死」

すなわち、「私」は無になり、これが「大きな死」としての「私の死」である。

　このように考えると経験的に、もちろん、最終の「大きな死」に至る最後の「小さな死」はこのように連続に捉えられるものであるのかはにわかに分かりがたいが、このようであるとすれば、「小さな死」から「大きな死」への過程は連続的に理解できるようでもある。最終的には、無になることはイメージしやすいように思われる。

　しかし、渡辺和子氏の「小さな死③」の意味はこのような理解では受け止められない。つまり、「新しい命」を生むとする「小さな死③」をここでは理解できない。では、どのように考えていけばよいのであろうか。次にそのことを考えてみよう。

6「小さな死」と＜新しい「私」＞

　先ほどの「私」が「小さな死」を経て、「新たないのち」である「新しい私」が生まれると考えてみてはどうであろうか。a, b, c を失うのではなく、

それらが他のものに変わっていくと考えるのである。すなわち、次のように示してみよう。

「私」＝f(x) ＝ f (a,b,c,d,e,f,…………)
　　　↓「小さな死」
新しい「私」＝f (A,b,c,d,e,f…………)
　　　↓「小さな死」
新しい「私」＝f (A,B,c,d,e,f, …………)
　　　↓
　　　↓
全く新しい「私」＝f (A,B,C,D,E,F………)：大きな死

　最終的に「大きな死」によって「全く新しい『私』」が生まれるということである。しかし、このような「全く新しい『私』」になること自体を、「小さな死」を経験していく「私」には経験できるのであろうか。このようにして「大きな死」によって生まれた「全く新しい『私』」は「いのちを生む」ことの前提となる「小さな死③」によるものとすれば、「小さな死①」と「小さな死②」を経験できる「私」が経験することではもはやなく、それゆえに、経験を越えた信じることにおいてのみ意味を持つものであろう。その意味では、宗教的な意味において理解することではないであろうか。ここに、キリスト教信者ではない者にとっては、渡辺和子氏の「小さな死」を捉えることにおいて限界があるかもしれない。その意味において「小さな死①」と「小さな死②」に対して、「小さな死③」は異なる次元のものであるといえよう。

7 まとめ──「小さな死」の可能性

　本章では、渡辺和子氏による「小さな死」から、どのような示唆を得

ることができるかを考えた。そこで得られた「小さな死①」と「小さな死②」の意味は、キリスト教の信仰を持たない者にも十分に「大きな死」という死に向かう「私」をイメージでき、受け止められた。新しい「いのち」を生む「小さな死③」には限界があるように思われた。つまり、渡辺和子氏の最も核心にある「小さな死③」は「私」にとっては、「大きな死」に他ならないとも考えられる。そうであるとすれば、「無となる私」へ向かう「小さな死①」および「小さな死②」と、「いのち」を生む「小さな死③」はどのように連続するのかが問題となろう。この問題を、ここでは、「小さな死」を経る度に実は起こる「私」の変容が、やがて来る「大きな死」を受容する「私」に連なっていると考えることによって解消できるのではないかとも考えられるが、最終的な「大きな死」による「新たないのちを生む」ことについては非キリスト教信者にとっては難問であろう。

　しかしながら、ここに、この問題への1つのヒントを示せば次のようなことになろうか。

　清貧の乞食僧であった良寛の辞世の歌といわれているものがある。すなわち、

　　形見とて何か残すらむ春は花夏ほととぎす秋はもみぢ葉[18]

　この良寛の歌にみる死のあり様からは次のように学ぶことができるのではないだろうか。「大きな死」における「全く新しい私」への「変容」というものは、自己が自然の中に立ち返り、自然の中に同化する「私の変容」であると考えるのである。そう考えれば、自己の「無」化と、「全く新しい私」への変容は、「大きな死」によって両立するのかもしれない。　　（2016年）

注
1　渡辺和子『置かれた場所で咲きなさい』（幻冬舎、2012年）p.154.
2　大林雅之『生命の淵—バイオエシックスの歴史・哲学・課題—』（東信堂、2005年）。

3　キューブラー゠ロス『死ぬ瞬間―死にゆく人々との対話―』(読売新聞社、1971 年)。

4　大宮司　信「「死の備えの時期」の心の援助への一視点―"well dying" をめざして―」、『人間福祉研究』、No. 17、pp. 67–73.（2014）.

5　同上。

6　佐々木恵雲「命は誰のもの」、『藍野学院紀要』、第 52 巻、p. 74.（2011）.

7　ジョルジュ・バタイユ（酒井　健訳）『エロティシズム』(筑摩書房、2000 年)、p. 288.

8　たとえば、日本キリスト教団室町教会のホームページ（https://www.facebook.com/MuromachiChurch/posts/983316071681130、閲覧日 2016 年 2 月 9 日)。

9　たとえば、リルケ『マルテの手記』(新潮社、1953 年)。

10　竹田純郎・森秀樹（編）『死生学入門』(ナカニシヤ出版、1997 年)、p. 20.

11　注 1 の文献、p. 154.

12　渡辺和子『面倒だから、しよう』(幻冬舎、2013 年) p. 27.

13　注 1 の文献、p. 154.

14　注 12 の文献、p. 27.

15　注 1 の文献、p. 155.

16　注 12 の文献、p. 27.

17　黒崎　宏「ライプニッツ試論－原子論（アトミズム）から単子論（モナドロジー）へ―」、成城大学大学院文学研究科『ヨーロッパ文化研究』(第 34 集、2015 年)、p. 33.

18　中野東禅『100 分 de 名著　良寛詩歌集』(NHK 出版、2015 年)、p. 99. この歌には、似たかたちの 2 首が伝えられているが、ここではその内の一首を引用している。

おわりに

　本書のサブタイトルに「生命倫理学と死生学の間で」と付したが、それ
は、その間で右往左往している筆者の思いを示していると同時に、近年
では「生命倫理学」が、再生医療などにおける、細胞操作などの先端医療
技術をめぐる倫理問題の社会的規制の議論の矮小化によって、生命倫理
学(バイオエシックス)の成立と展開期の生命科学や医療のあり方に対す
るラディカルな見直しの視点が失われているのではないかという危機感
を表しているという思いを込めている。そのことを少しでも考えていた
だければ筆者としては本望である。

　本書の発行に関しては、またも東信堂社長の下田勝司氏にお世話に
なったことをまず感謝したい。いつも出版に関して励ましの言葉をかけ
ていただいていたことに少しでも報いているか心配であるが心より御礼
申し上げたい。また、本書に収録させていただいた論文の転載について
認めてくださった出版社、大学、研究会、学会等に感謝する。

　最後にいつもながら筆者に元気と希望を与えてくださっているすべて
の人々に心より「ありがとう」と言いたい。

大林雅之

初出一覧

序章．「生命倫理学と死生学の間で」、『人間科学研究会　生と死』、第12・13号合併号、pp.2-3（2011年）

第1章．「生命倫理について」、菊井和子ほか（編）、『ケースで学ぶ医療福祉の倫理』（医学書院、2008年）、pp.2-11

第2章．「第5章　日本におけるバイオエシックス導入と展開、覚書」、香川知晶・小松美彦（編著）『生命倫理の源流－戦後日本社会とバイオエシックス』（岩波書店、2014年）、pp.213-225

第3章．「先端医療技術の倫理問題は技術的に解決できるか－再生医療をめぐって－」、『作業療法ジャーナル』、42（3）：209 － 213（2008年）

第4章．「再生医療技術への宗教の関わり－ ES細胞・iPS細胞研究における「全能性」をめぐって」、東洋英和女学院大学死生学研究所（編）『死生学年報2009　死生学の可能性』（リトン、2009年）、pp.189-203

第5章．「先端医療技術における「回復」の意味－再生医療と「全能性」をめぐって」、『比較思想研究』、36：32 － 38（2010年）

第6章．「「全能性」倫理基準の定義をめぐって」、森下直貴（編）『生命と科学技術の倫理学』（丸善、2016年）、pp.205-215

第7章．「生死のかたち「日本人の死生観」と生命倫理」、近藤功行・小松和彦（編）『死の儀法　在宅死に見る葬の礼節・死生観』（ミネルヴァ書房、2008年）

第8章．「医療をめぐる旅の倫理－メディカル・ツーリズムとトランスプラント・ツーリズムの間にあるもの－」、『保健の科学』、51（12）：826-830（2009年）

補遺．「臓器移植法改正と死生観」、『人間科学研究会　生と死』、第11号、pp.2-3（2009年）

第9章．「PEG施行における「患者の事前指示」と「家族の希望」」（原題：「臨床倫理・コンプライアンスとPatient First　PEG施行について患者の事前指示と家族の希望が異なる場合どうするか［生命倫理学の立場から］」）、『消化器の臨床』、17（3）:245-249（2014年）

第10章．「日本におけるカルチュラル・バイオエシックスの可能性」、『人間科学研究会　生と死』第15-16号合併号、pp.22-32（2014年）

第11章．「「小さな死」によせて」、東洋英和女学院大学死生学研究所（編）『死生学年報　2016　生と死に寄り添う』（リトン、2016年）、pp.241-252

156

事項索引

ア行

iPS 細胞	34, 43, 59, 67
アシロマで会議	35
安楽死	87
安楽死法	88
ES 細胞 (胚性幹細胞)	17, 34
医学概論	18
医学的事実	117
医師・医療不信	16
医師のパターナリズム	115
移植のための旅行	105
イスタンブール宣言	106
イスラム原理主義	51
一国自給自足主義	107
遺伝子組換え技術	
（組換え DNA 技術）	35
遺伝子治療	36, 57
医の倫理	15
医療専門職能集団	16
医療倫理 (学)	115
胃瘻造設	119
インフォームド・コンセント	13, 14
「浮雲」	135
AID	15
A 案	111
A 委員会	26
AAAS (全米科学振興協会)	53
ABCC （Atomic Bomb Casualty Commission)	23
NIH （アメリカ国立衛生研究所）	94
エンド・オブ・ライフ・ケア (End of Life Care)	142

カ行

延命治療	87, 97
オーダーメイド医療	17
オプト・アウト	108
オプト・イン	108
オランダ	88
介護保険制度	16
外胚葉	70
外部胎盤	72
科学技術庁	94
科学としての医学	ii
価値中立	121
割球	68
カトリック	50
カルチュラル・バイオエシックス (Cultural Bioethics)	29, 123
看護倫理 (学)	115
患者中心の医療	117
患者のオートノミー	115
患者の権利法をつくる会	25
漢方医学	ii
緩和ケア	142
機関内生物安全委員会	13
基準	7
北里大学医学原論研究部門	25
キメラ胚	47, 66
偶然と必然	21
クローン技術	17
クローン技術規制法	93
クローン人間	13, 38
クローン胚	38, 62
クローン羊ドリー	37, 45

ケアの倫理（学）　　　　　11, 12, 115
経皮内視鏡的胃瘻増設技術 (PEG)　　115
決疑論 (casuistry)　　　　　　11, 124
公正 (Justice)　　　　　　　　　　10
厚生科学審議会　　　　　　　　　　92
公民権運動　　　　　　　　　　　　4
功利主義　　　　　　　　　　　　　8
国民医療年鑑　　　　　　　　　　21
国民皆保険制度　　　　　　　　　　16
個体形成　　　　　　　　　　　　71

サ行

再生医療等の安全性の
　確保等に関する法律　　　　　　74
最大多数の最大幸福　　　　　　　　8
再プログラム化　　　　　　　　　52
札幌医科大学　　　　　　　　　　24
サミット（先進国首脳会議）　　　　93
産業医大　　　　　　　　　　　　18
C 案　　　　　　　　　　　　　110
C 委員会　　　　　　　　　　　　26
自己決定 (Autonomy)　　　　　　　9
死生学　　　　　　　　　　　　　 i
死生観　　　　　　　　　　　　　84
実験指針 (Guidelines)　　　　　　13
死の受容　　　　　　　　　　　 142
死のリハーサル　　　　　　　　 144
死の臨床研究会　　　　　　　　　ii
慈悲殺　　　　　　　　　　　　 129
社会的事実　　　　　　　　　　 117
絨毛膜採取　　　　　　　　　　　91
消極的安楽死　　　　　　　　　　87
上智大学生命科学研究所　　　　　22
消費者運動　　　　　　　　　　　4
ジョージタウン大学　　　　　　　22

初期化　　　　　　　　　　　　　47
初期胚　　　　　　　　　　　　　37
人工生殖細胞　　　　　　　　　　72
スパゲティ症候群　　　　　　　　87
生殖細胞系遺伝子治療　　　　　　36
生殖補助医療技術　　　　　　　　15
生殖補助医療技術に関する
　専門委員会　　　　　　　　　　92
生殖補助医療部会　　　　　　　　92
生殖補助技術　　　　　　　　28, 36
生存科学研究所　　　　　　　　　27
生存の科学
　(the Science of Survival)　　　　4
生物医学　　　　　　　　　　　　ii
生物学的封じ込め　　　　　　　　35
生命操作　　　　　　　　　　　　35
生命の質 (Quality of Life)　　　　14
生命の尊厳 (Sanctity of Life)　　　14
生命の萌芽　　　　　　76, 94, 126
生命倫理学　　　　　　　　　　　 i
生命倫理研究会　　　　　　　　　26
生命倫理調査会　　　　　　　　　93
生命倫理百科事典
　(Encyclopedia of Bioethics)　5, 123
世界医師会の東京総会　　　　　　20
世代間倫理（次世代の権利の侵害）　36
積極的安楽死　　　　　　　　　　87
善行 (Beneficence)　　　　　　　10
全能性 (totipotency)
　　　39, 43, 48, 50, 63, 67, 69, 71
全能性の獲得　　　　　　　　50, 55
全能性の操作　　　　　　　　　　55
全能性の喪失　　　　　　　　50, 55
臓器移植　　　　　　　　　　　　58
臓器移植法　　　15, 27, 89, 90, 110

158

臓器提供意思表示カード
　（ドナーカード）　　　　　　90
臓器の移植に関する法律　　　　90
臓器売買　　　　　　　　　　105
Society of Health and Human Values　20
尊厳死　　　　　　　　　　　87

タ行

体細胞遺伝子治療　　　　　　36
胎盤　　　　　　　　　　　　72
代理出産（借り腹）　　　　　15
「高瀬舟」　　　　　　　　　128
脱分化　　　　　　　　　　　47
多能性（Multipotency）　　　48
小さな死　　　　　　　　　141
中胚葉　　　　　　　　　　　70
調和等能系　　　　　48, 70, 73
D案　　　　　　　　　　　110
東海大学事件　　　　　　　　88
「東京物語」　　　　　　　　133
東大PRC（患者の権利検討会）　25
東洋英和女学院大学　　　　　ii
徳島大学　　　　　　　　　　25
徳倫理学　　　　　　　　11, 12
渡航移植　　　　　　　101, 104
トラベル・フォー・トランスプランテーション
　（Travel for Transplantation）　101
トランスプラント・コマーシャリズム
　　　　　　　　　　　　　106
トランスプラント・ツーリズム
　（Transplant Tourism）　　101
トリプルマーカーテスト　　29, 91

ナ行

内胚葉　　　　　　　　　　　70

内部細胞塊　　　　　　　　　61
名古屋高裁　　　　　　　　　88
ナラティブ・アプローチ　　124
ナラティブ倫理学（narrative ethics）　6, 11
「楢山節考」　　29, 96, 111, 130
2細胞期　　　　　　　　　　68
日本生命倫理学会　　　　　ii, 26
日本臨床死生学会　　　　　　ii
ニュルンベルク綱領　　　　　13
人間の尊厳　　　　　　　　　51
ネイチャー　　　　　　　　　38
脳死・臓器移植　　　　　　　24
脳死判定基準　　　　　　　　89
脳死臨調　　　　　　　　　　27

ハ行

パーソン　　　　　　　　　　51
パーソン論　　　　　　　　　51
バーチャルリアリティー　　　17
バイオサナトロジー学会　　　27
配偶子卵管内移植法（GIFT法）　36
胚の破壊　　　　　　　　　　46
胚盤胞　　　　　　　　　37, 61
胚保護法　　　　　　　　　　72
麦秋　　　　　　　　　　　134
パターナリズム（家父長的温情主義）　4
8細胞期　　　　　　　　　　38
「晩春」　　　　　　　　　134
万能細胞　　　　　　　　　　34
万能性　　　　　　　39, 47, 70
B案　　　　　　　　　　　110
B委員会　　　　　　　　　　26
ヒトES細胞　　　　　　43, 58
ヒトデ　　　　　　　　　　　59
評価　　　　　　　　　　　　7

フェミニズム倫理学 (feminism ethics)
6,　11
不可逆的機能停止状態　89
物理的封じ込め　35
プラスミド　35
プラナリア　59
プロテスタント　51
ベトナム戦争　4, 23
ペリグリノ　51
ベルギー　88
ヘルシンキ宣言　13
ヘルシンキ宣言東京修正　20
ヘルス・ツーリズム (Health Tourism)
101
法的脳死判定　89
ホスピス　142
母体血清マーカー検査に関する見解　91

マ行

埋葬法　88
三菱化成の生命科学研究所　21
民間療法　ii
無害 (Nonmaleficence)　10

メディカル・ツーリズム (Medical Tourism) 101

ヤ行

ユダヤ教　51
羊水穿刺　91
羊膜　72
余剰胚　38, 45
ヨハネの手紙　54

ラ行

ライフサイエンス　21
ライフサイエンス分科会　21
卵細胞　61
ランダム化比較試験　23
臨床倫理 (学)　116
倫理委員会　13
論文捏造　38

ワ行

和田心臓移植　24, 89

人名索引

ア行

青木清	22
浅井篤	127
アンダーソン，ライアン	52
伊藤幸郎	18
ウィルムート，イアン	68
エンゲルハート，H・トリストラム	22
岡村昭彦	23
小津安二郎	134

カ行

加藤尚武	26
木村利人	23
キューブラー＝ロス，エリザベス	142
黒崎宏	148

サ行

| 坂上正道 | 26 |
| 澤田愛子 | 24 |

タ行

武見太郎	18, 21
津谷喜一郎	23
土屋健三郎	18
土屋貴志	18
テイラー，ゴードン	20
トーマス・バーグ	53
ドリーシュ，ハンス	48, 68
ドルフ・エリオット	51

ナ行

| 中川米造 | 20 |

中村桂子	21
波平恵美子	25
成瀬巳喜男	135
仁志田博司	26

ハ行

唄孝一	26
バタイユ，ジョルジュ	144
服部健司	127
平田篤胤	22
深沢七郎	29, 96, 111, 131
藤尾均	127
ポッター，ファンレンスラー	4

マ行

マシア，ホアン	22
マタイス，アンセルモ	22
モノー，ジャック	21
森鴎外	128

ヤ行

| 吉利和 | 26 |
| 米本昌平 | 21 |

ラ行

| 良寛 | 152 |
| ルー，ヴィルヘルム | 68 |

ワ行

| 渡辺和子 | 142 |

著者紹介

大林　雅之（おおばやし・まさゆき）

■経歴

1950（昭和25）年　　東京に生まれる

1986（昭和61）年　　上智大学大学院理工学研究科生物科学専攻（生命科学基礎論部門）博士後期課程単位取得

ジョージタウン大学ケネディー倫理研究所客員研究員、産業医科大学講師、山口大学医学部教授、川崎医療福祉大学教授、京都工芸繊維大学大学院教授などを経て、現在、東洋英和女学院大学教授。

■専攻

生命倫理学（バイオエシックス）、科学史、科学哲学

■著著

『生命にふれる─バイオエシックス入門─』（葦書房、1992年）

『新しいバイオエシックスに向かって─生命・科学・倫理─』（北樹出版、1993年）

『バイオエシックス教育のために』（メディカ出版、1999年）

『ケースブック　医療倫理』（共編著、医学書院、2002年）

『バイオエシックス・ハンドブック─生命倫理を超えて─』（共編著、法研、2003年）など

『生命の淵─バイオエシックスの歴史・哲学・課題─』（東信堂、2005年）

『ケースで学ぶ医療福祉の倫理』（共編著、医学書院、2008年）

生命の問い ── 生命倫理学と死生学の間で

2017年10月20日　　初 版　第1刷発行　　　　　　　　　　〔検印省略〕

定価はカバーに表示してあります。

著者ⓒ大林雅之／発行者 下田勝司　　　　　　　　　印刷・製本／中央精版印刷

東京都文京区向丘 1-20-6　　郵便振替 00110-6-37828

〒113-0023　TEL（03）3818-5521　FAX（03）3818-5514

発 行 所
株式会社 東 信 堂

Published by TOSHINDO PUBLISHING CO., LTD.

1-20-6, Mukougaoka, Bunkyo-ku, Tokyo, 113-0023, Japan

E-mail : tk203444@fsinet.or.jp　http://www.toshindo-pub.com

ISBN978-4-7989-1444-2 C3012　　ⓒMasayuki Obayashi

東信堂

責任という原理 —科学技術文明のための倫理学の試み〈新装版〉 H・ヨナス 加藤尚武監訳 四八〇〇円

主観性の復権 —心身問題から『責任という原理』へ H・ヨナス 宇佐美・滝口訳 二〇〇〇円

ハンス・ヨナス「回想記」 H・ヨナス 盛永・木下・馬渕・山本訳 四八〇〇円

生命の神聖性説批判 H・クーゼ著／飯田・石川・小野谷・片桐・永野訳 四六〇〇円

生命科学とバイオセキュリティ —デュアルユース・ジレンマとその対応 河原直人編著 四ノ宮成祥 二四〇〇円

医学の歴史 今井道夫監訳 四六〇〇円

安楽死法：ベネルクス3国の比較と資料 石渡隆司監訳 二七〇〇円

死の質 —エンド・オブ・ライフケア世界ランキング 盛永審一郎監修 一二〇〇円

バイオエシックスの展望 加奈恵・飯田亘之訳 丸祐一・小野谷 三二〇〇円

生命の問い —生命倫理学と死生学の間で 坂井昭宏編著 松浦悦宏 二〇〇〇円

生命の淵 —バイオシックスの歴史・哲学・課題 大林雅之 二〇〇〇円

今問い直す脳死と臓器移植〔第2版〕 大林雅之 二〇〇〇円

キリスト教から見た生命と死の医療倫理 澤田愛子 二三八一円

動物実験の生命倫理 —個体倫理から分子倫理へ 浜口吉隆 四〇〇〇円
大上泰弘

医療・看護倫理の要点 水野俊誠 二〇〇〇円

テクノシステム時代の人間の責任と良心 山本・盛永訳 H・レンク 三五〇〇円

原子力と倫理 —原子力時代の自己理解 小笠原道雄編 Th・リット 一八〇〇円

科学の公的責任 —科学者と私たちに問われていること 小笠原・野平訳 Th・リット 一八〇〇円

歴史と責任 —科学者は歴史にどう責任をとるか 小笠原・野平編訳 Th・リット 一八〇〇円

（ジョルダーノ・ブルーノ著作集）より

カンデライオ 加藤守通訳 三二〇〇円

原因・原理・一者について 加藤守通訳 三二〇〇円

傲れる野獣の追放 加藤守通訳 四八〇〇円

英雄的狂気 加藤守通訳 三六〇〇円

ロバのカバラ —ジョルダーノ・ブルーノにおける文学と哲学 N・オルディネ 加藤守通監訳 三六〇〇円

〒113-0023　東京都文京区向丘1-20-6　　TEL 03-3818-5521　FAX03-3818-5514　振替 00110-6-37828
Email tk203444@fsinet.or.jp　URL:http://www.toshindo-pub.com/
※定価：表示価格（本体）＋税